dr. med. ulrich
strunz

Der Schlüssel zur Gesundheit

Impressum

Originalausgabe

in der Verlagsgruppe Random House, Neumarkter Str. 28, 81673 München
www.heyne.de

Projektleitung: Ernst Dahlke
Redaktion: Nina Andres, München
Bildredaktion: Tanja Zielezniak
Coverdesign: Eisele Grafik-Design, München
Layout/DTP-Bearbeitung: Buch-Werkstatt GmbH, Bad Aibling/Kim Winzen
Druck und Bindung: CPI books GmbH, Leck

Printed in Germany

FSC MIX Papier aus verantwortungsvollen Quellen FSC® C083411 www.fsc.org

Verlagsgruppe Random House FSC®-N001967

ISBN: 978-3-453-64539-4

Danksagung

Mein besonderer Dank gilt Anne Jacoby sowie Dr. Kristina Jacoby für ihre großartige Unterstützung.

Haftungsausschluss

Die Ratschläge in diesem Buch sind sorgfältig erwogen und geprüft. Sie bieten jedoch keinen Ersatz für kompetenten medizinischen Rat. Alle Angaben in diesem Buch erfolgen daher ohne jegliche Gewährleistung oder Garantie seitens des Autors und des Verlages. Eine Haftung des Autors bzw. des Verlages und seiner Beauftragten für Personen-, Sach- und Vermögensschäden ist ausgeschlossen.

Bildnachweis

Fotolia.com: 12 (Maksim Shebeko), 46 (Alextype), 78 (Billion Photos.com), 96 (LoloStock), 114 (Microgen), 128 (René Röttger), 150 (Robert Kneschke), 172 (ARochau), 184 (Borkia), 196 (Dmitry Naumov)

dr. med. ulrich
strunz

Der Schlüssel zur Gesundheit

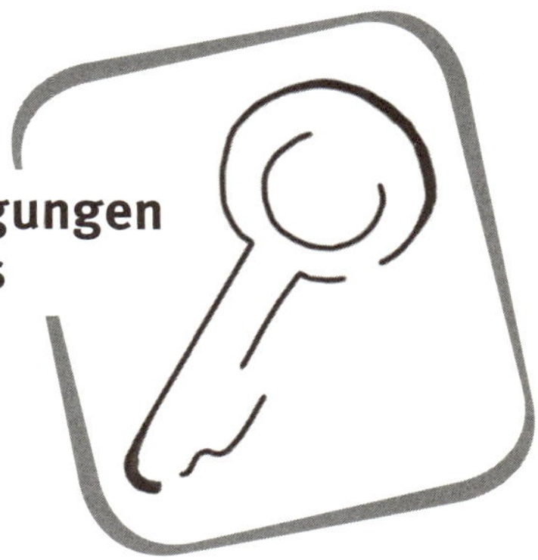

Erfahrungen und Überzeugungen eines passionierten Arztes

HEYNE <

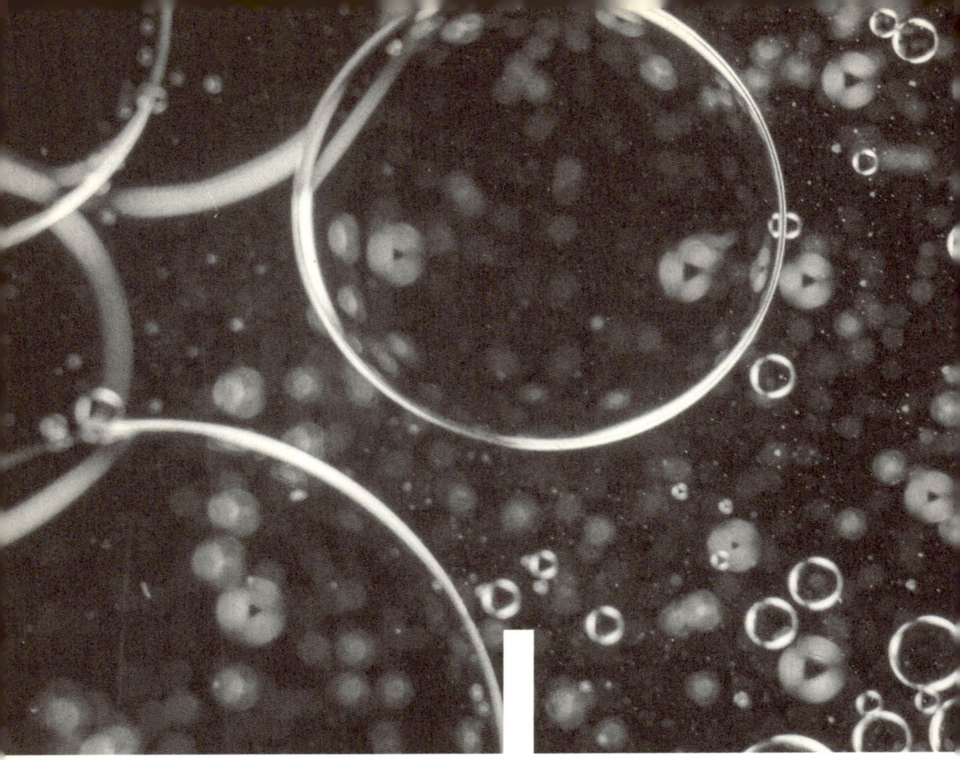

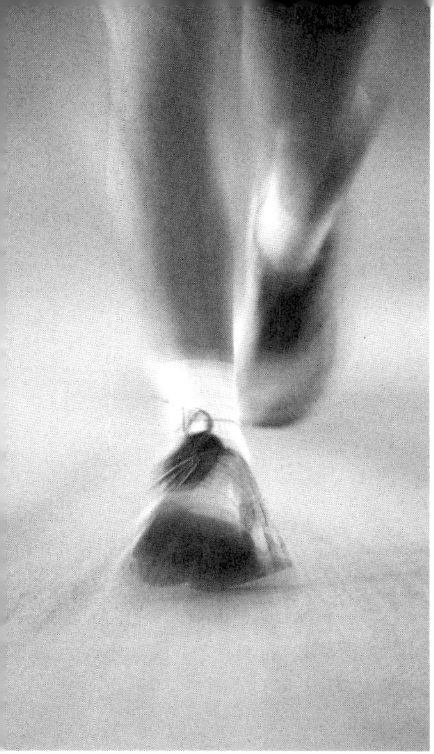

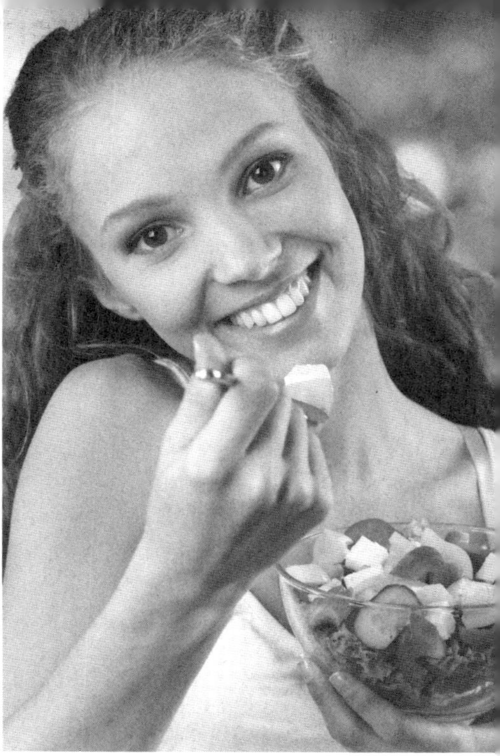

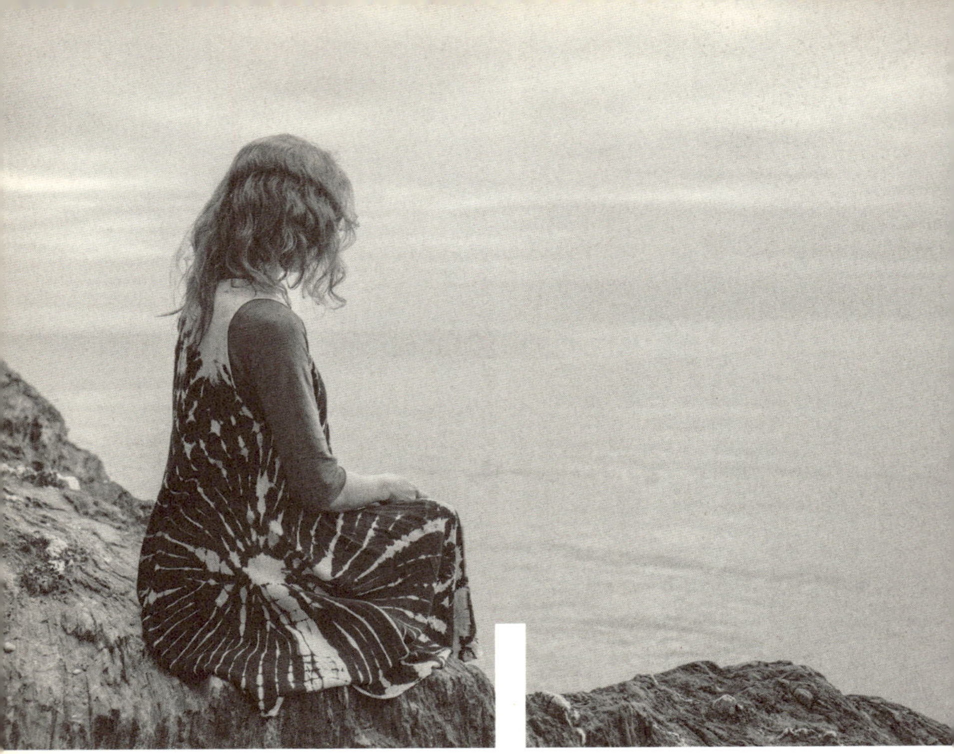

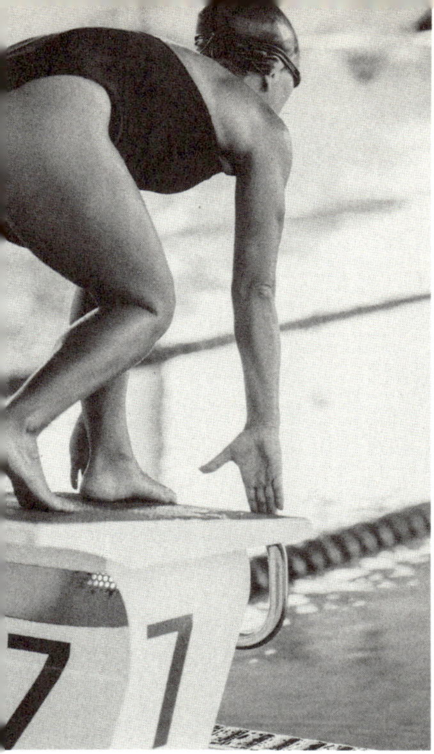

7

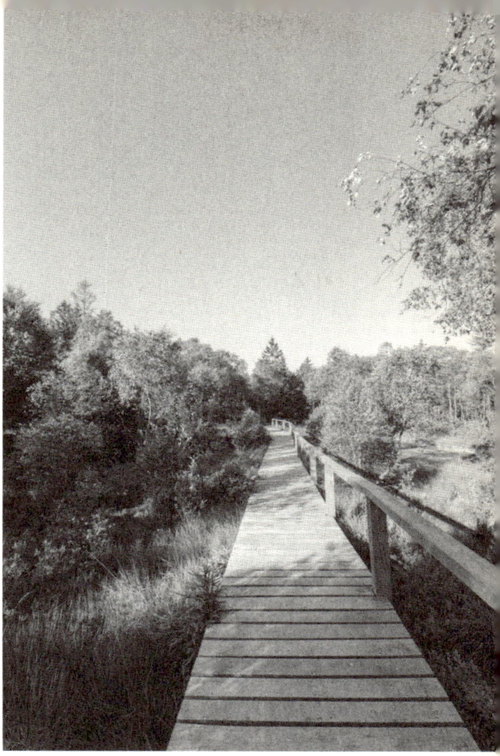

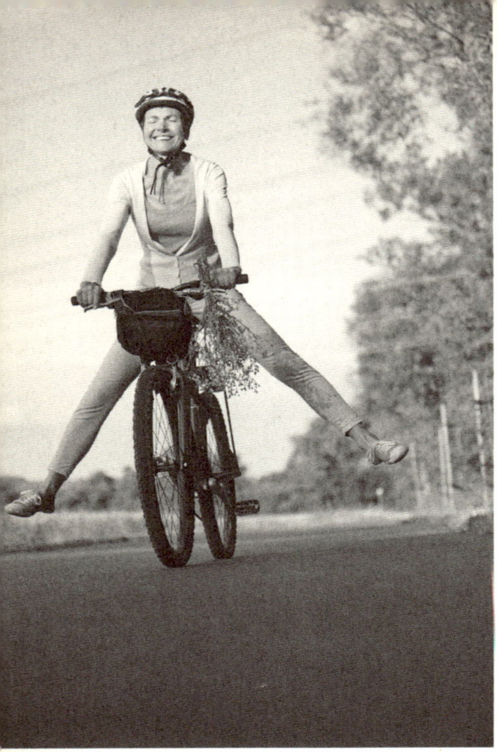

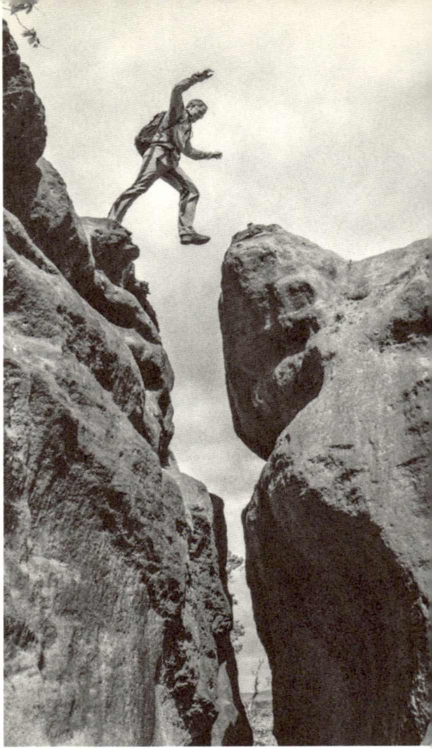

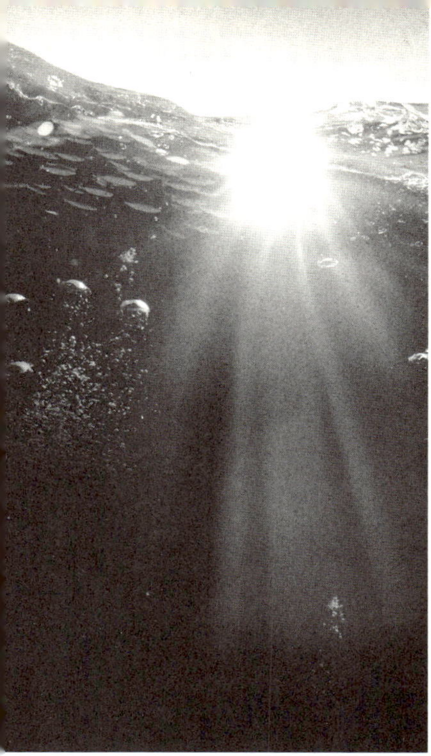

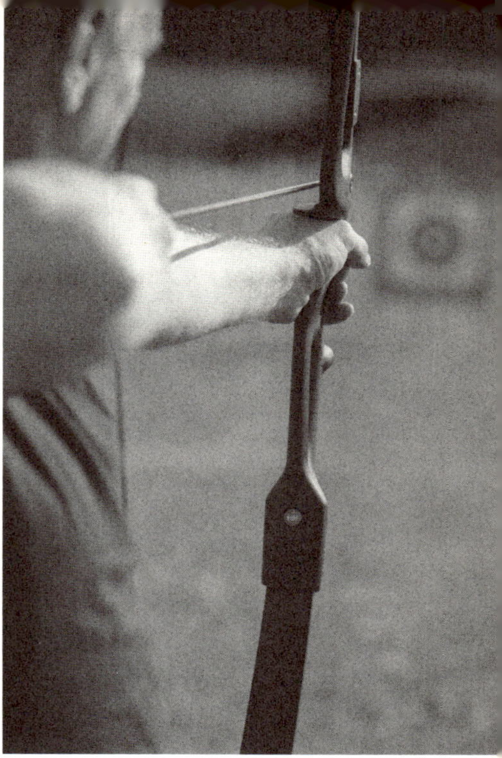

Vorwort

Dieses Buch ist anders als meine bisherigen Bücher: Es geht nicht mehr nur um Vitamine, Eiweiß, Fette, Laufen und Mentaltraining. Die Perspektive ist weiter gestellt. Sie zoomt von unserer kleinsten Zelle bis zu unserem Standort im Universum. Wie ein Film. Und fragt von Einstellung zu Einstellung: Was ist der Schlüssel zur Gesundheit?

Anders als sonst finden Sie in diesem Buch mehr als knallharte, kurze Ratschläge. Gebrauchsanleitungen. Die finden Sie auch – aber es geht jetzt um mehr.

Mit diesem Buch möchte ich Sie einladen zu einer abenteuerlichen Reise: Sie beginnt mit den ersten Teilchen im Universum, geht weiter zur Nahaufnahme der winzigen DNA, dann Schritt für Schritt zu den Blutzellen, zu unserem Körper, zu unserem Geist. Wir sehen den Menschen als Läufer, dann seinen Lebensweg, dann die prinzipielle Grenzenlosigkeit des Lebens, schließlich das komplette Universum, in dem alles mit allem verbunden ist – und das uns schließlich zum einzelnen »Ich«, also zu Ihnen, zurückbringt.

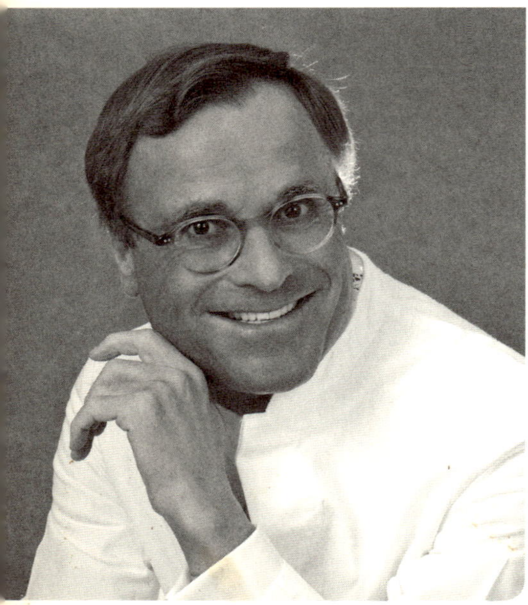

Dieses Buch spricht Ihre linke Gehirnhälfte an – das ist diejenige, die für Trainingspläne zuständig ist, für Rationalität, für Logik. Es geht um folgende Fragen:

Was bedeuten die aktuellen Antworten der Epigenetik und der Molekularmedizin heute für uns? Warum bringt uns ausgerechnet das Laufen dem Geheimnis Gesundheit näher? Wie wirken unsere Gedanken auf unseren Körper? Gibt es eine Brücke von alten Weisheitslehren wie Huna (Hawaii) oder Vedanta (Indien) hin zu den aktuellsten Ergebnissen der Quantenphysik? Wenn ja: Was heißt das konkret für Sie und für mich?

Dieses Buch spricht aber auch Ihre rechte Gehirnhälfte an. Ihr Gefühl, Ihre Intuition. Nehmen Sie sich also Zeit. Einen ruhigen Abend, einen gemütlichen Sessel, vielleicht ein Kaminfeuer, und tauchen Sie ein in eine ungewöhnliche Abenteuerreise. Auf der Sie hoffentlich

ganz plötzlich

einen »Aha«-Moment erleben. Ein »Wie war das?«, »Was war das soeben?« Ein jähes, plötzliches Aufwachen.

So geht es unseren Astronauten auf der ISS. Sie schauen die Erde, sich selbst aus einer neuen Perspektive an – und plötzlich haben sie ihren neuen Schlüssel gefunden: »So ist das Leben!« Und: »Das bin ja ich!«

Dann hat sich die ganze lange Abenteuerreise gelohnt. Für diesen einen Moment. Wenn Sie den erleben, wird sich Ihr Leben ändern. Sie werden IHREN Schlüssel gefunden haben, den Schlüssel zu Ihrer Gesundheit. Den Schlüssel zu Ihrem Lebensglück.

In diesem Buch finden Sie zehn davon. Zehn Schlüssel. Vermutlich ist nicht jeder von diesen Schlüsseln für Sie relevant. Suchen Sie sich ganz frei die Schlüssel aus, mit denen Sie sich für Ihre Gesundheit, für Ihr Leben neue Perspektiven aufschließen können.

Es geht um Sie.

Ich wünsche uns eine spannende Reise!
Und Ihnen alles erdenklich Gute.

Herzlichst, Ihr

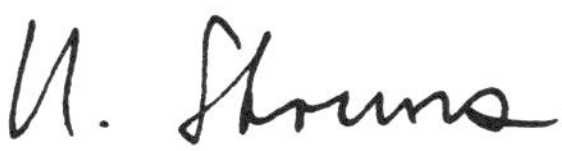

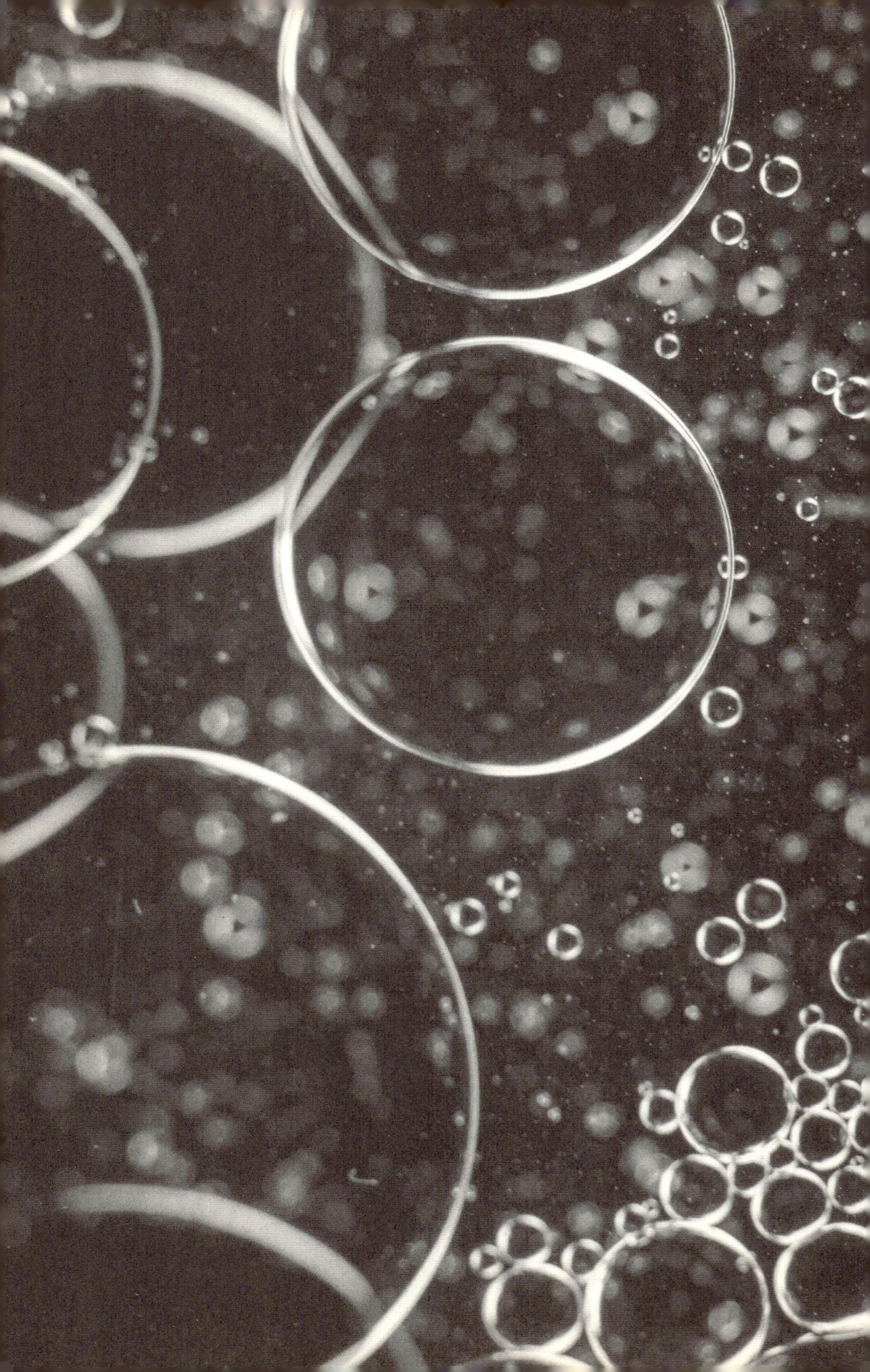

1.

Vom kleinsten Teilchen zu den Genen

Wie das Leben in die Welt kam, was wir über den genetischen Code wissen und was immer noch nicht. Warum wir unseren Genen Gutes tun sollten, wie das auf unsere Zellen wirkt und warum das in Italien viel leichter ist als in Norddeutschland.

Umschmeichle deine Gene,
dann verwöhnen sie dich.

Was ganz am Anfang war

Rund 14 Milliarden Jahre ist es her: Alles, was wir heute kennen, war in einem einzigen, unfassbar winzigen »Etwas« zusammengeballt, das wir uns nicht wirklich vorstellen können. Es war ohne Zeit. Ohne Ort. Vielleicht war es Energie. Oder Bewusstsein. Oder gar nichts. Wir wissen es nicht …

Jedenfalls ging es plötzlich los: Kleinste Teilchen. Größtes Chaos. Heißes, brodelndes, gleißend helles Plasma schoss in alle Richtungen auseinander. Protonen, Neutronen, Elektronen. Bang! (Wahrscheinlich … wir wissen auch das nicht genau.)

400 000 Jahre lang brodelte gleißend heißes Plasma – dann wurde es dunkel. Das Universum kühlte sich von ziemlich warmen drei Milliarden Grad auf nur noch 900 Millionen Grad ab. Protonen und Elektronen formierten sich in diesem abkühlenden Universum zu Wasserstoffatomen und schluckten jede Strahlung. Komplett. Zack: Dunkel.

Was danach geschah? Wahrscheinlich klumpte sich Dunkle Materie zusammen. Und die Schwerkraft dieser Klumpen brachte den Wasserstoff dazu, sich ebenfalls zusammenzuballen. Zu gigantischen Gaswolken – viel größer als unsere Sonne –, die im Inneren irgendwann so heiß wurden, dass die unter Druck gesetzten Wasserstoffatome in Kernfusionen verschmolzen. Bis in diesen frühen Sternen der Kernbrennstoff verbraucht war. Und wieder: Bang!

Große Sterne explodierten als Supernova, noch größere Sterne stürzten zu gigantischen Schwarzen Löchern zusammen. Die bis heute alles verschlucken: Licht, Raum, Zeit. Deshalb können wir nicht reingucken. Wir können aber heute noch sehen, *dass* es Schwarze Löcher gibt. Weil wir durch weite Strecken des Universums hindurchschauen können. Das war nicht immer so. In der Zeit, als das Universum angefüllt war mit ersten Wasserstoffatomen, konnte man noch nicht so einfach durchgucken. Doch dann zerbrach eine Energie die Wasserstoffatome in Einzelteile – und der Sternenhimmel wurde klar.

Spots on!

Aber welche Energie? Einige Forscher tippen auf die von den frühen Sternen ausgehende UV-Strahlung, andere auf die Energie der riesigen Gasstrahlen, die Schwarze Löcher typischerweise ausblasen. Diese sogenannten galaktischen Jets sind so hell und so groß, dass wir sie von der Erde aus sehen können.

Wir stehen heute also nicht mehr in einem absolut finsteren Universum. Aber weil es vor der »durchsichtigen« Zeit eine finstere Zeit gab, wissen wir nicht, was ganz am Anfang geschah. Wir können mit keinem Teleskop aus dieser Dunkelheit Signale empfangen. Wir sehen einfach ... nichts. Der für die Theoriebildung sehr wichtige, aber ziemlich in Vergessenheit geratene belgische Astrophysiker und katholische Priester Georges Lemaître (1894 bis 1966) beschrieb es sehr treffend:

> **»Wir kamen zu spät, darum bleibt uns nichts anderes mehr übrig, als den prachtvollen Geburtstag der Schöpfung in (mathematische) Bilder zu kleiden.«**

Es scheint uns lediglich plausibel, dass

- sich das Universum weiterhin ausbreitet,
- dass nur etwa 4,9 (!) Prozent der Energiedichte des Universums aus der Materie besteht, die unseren Sinnen und unserem Verstand zugänglich sind,
- 26,8 Prozent wahrscheinlich Dunkle Materie beisteuert und
- 68,3 Prozent eine Dunkle Energie.

Was Dunkle Materie und Dunkle Energie ist? Nichts Genaues weiß man nicht. Die Mathematiker tüfteln weiter an der Weltformel, die theoretischen Physiker rechnen mit schwer verständlichen Zusatzdimensionen, die Nachwuchsforscher machen sich über eindimensionale Strings als Grundbausteine einer vieldimensionalen Gesamtwelt Gedanken, die Forscher am Kernforschungszentrum CERN in der Schweiz zerschießen weiter kleinste Teilchen – aber sie alle tappen immer noch ziemlich im Dunkeln.

Sind wir alle Aliens?

Wenig erstaunlich, dass auch über den Beginn des Lebens auf der Erde mehr spekuliert als gewusst wird. Wie konnte es passieren, dass sich die auf der frühen Erde verfügbaren Teilchen ausgerechnet zu Purinen zusammenfanden – also zu Schlüsselbestandteilen unserer Gene?

Thomas Carell, ein Chemiker der Ludwig-Maximilians-Universität in München, und sein Team versuchen zum Beispiel, Purine ausschließlich aus Stoffen nachzubauen, die auch schon auf der frühen Erde in freier Form vorhanden waren. Sie sind schon ein Stück weit gekommen. Doch noch lange nicht am Ziel. Und selbst wenn ihnen die Synthese gelingen sollte, wissen wir immer noch nicht, warum sich die Teilchen ausgerechnet zu den Grundbausteinen des Lebens zusammengeschlossen haben. Statt zu etwas komplett anderem. Oder zu nichts.

Wo also kommt das Leben her? Vielleicht ist Ihnen der Name Francis Crick schon einmal begegnet. Er ist einer der beiden Forscher, die in den 1950er Jahren die DNA entdeckt hatten. Ein kreativer Kopf, den die Frage nach der Entstehung des Lebens auch 20 Jahre nach seiner bahnbrechenden Entdeckung nicht losließ. Zusammen mit seinem Kollegen Leslie Orgel kam er auf die Idee, dass das Leben gar nicht auf der Erde entstanden ist. Sondern außerirdisch! So schrieben die beiden 1973 einen Aufsatz mit dem Titel »Directed Panspermia«, worin sie erklärten, dass das Leben via Meteorit auf der Erde eingeschlagen sei.

Klingt völlig verrückt. Wurde auch lange nicht ernst genommen. Aber im Mai 2016 lese ich in der Süddeutschen Zeitung, dass die »Rosetta«-Sonde der Europäischen Raumfahrtagentur auf einem Kometen mit dem schönen Spitznamen »Tschuri« (eigentlich: Tschurjumow-Gerassimenko) die Aminosäure Glycin und das chemische Element Phosphor nachgewiesen habe. Das wissen wir: Ohne Aminosäuren und Phosphor ist Leben nicht möglich.

Schon 2009 hatte die Sonde »Stardust« Daten geliefert, aus denen auf Aminosäuren geschlossen werden konnte. Aber nur auf indirektem Weg. Laut Kathrin Altwegg von der Universität Bern ist es jetzt gelungen, diese Ergebnisse mit Hilfe eines Massenspektrometers zweifelsfrei zu bestätigen.

Stammen also alle Lebewesen auf der Erde von Aliens ab? Tja: Könnte man so sehen. Muss man aber nicht. Andere Forscher vermuten, das erste Leben ist in heißen Quellen entstanden. Oder in der Tiefsee. Oder, oder …

Wir wissen es nicht. Haben aber allen Grund dazu, ehrfurchtsvoll ganz tief den Hut zu ziehen: Vor dem Leben. Dem Großen, dem Ganzen. Vor unserem Universum. Von dem wir nicht exakt wissen, seit wann es existiert, woraus genau es entstanden ist, in wie vielen Dimensionen es existiert, ob es noch in x weiteren Varianten da ist, wie genau es sich ausdehnt, ob es einmal enden oder ewig pulsieren wird.

Wie auch immer das alles passiert ist … Respekt!

Genau dieser Respekt wäre also der erste Schlüssel zur Gesundheit.

Auf der Suche nach dem Bauplan des Lebens

Auch wenn wir immer noch nicht wissen, warum und wie erstes Leben auf der Erde entstanden ist, wissen wir doch heute viel über die wichtigsten Grundbausteine des Lebens: RNA (kurz für Ribonukleinsäure) und DNA (Desoxyribonukleinsäure – das »A« am Ende der Abkürzungen stammt vom englischen Wort für Säure: »acid«).

Die Forschung rund um das Geheimnis unserer Gene läuft tatsächlich schon seit mehr als 100 Jahren: Schon Ende des 19. Jahrhunderts hatten Forscher aus Deutschland die Nukleinsäure gefunden (1889, Richard Altmann) und die vier darin enthaltenen organischen Basen Adenin, Thymin, Guanin und Cytosin (1896, Albrecht Kossel). Im Jahr 1909 prägte der dänische Botaniker Wilhelm Johannsen den Begriff »Gen« – und zwar als Platzhalter für etwas, das er noch nicht genauer beschreiben konnte.

Dann geschah etwas Seltsames. Obwohl es bis 1950 nur in kleinen Schritten gelang zu verstehen, wie genau Erbinformationen weitergegeben werden, verwandelte sich ebendieses »Gen« in der Diskussion der Wissenschaftler praktisch unter der Hand von einer Idee in einen »Stoff«. Gut: Man hatte schon in den 1940ern die Chromosomen entdeckt, das sind die aufgewickelten, mit Proteinen gespickten DNA-Stränge, die so groß sind, dass man sie während einer Zellteilung unter dem Mikroskop beobachten kann. Man nahm an, dass die Gene Träger der Erbsubstanz seien. Aber in welcher Form die Erbinformationen in den Chromosomen vorhanden sind, blieb bis 1953 unklar. Das »Gen« blieb eine »konzeptionelle Krücke«.

»Ein möglicher Kopiermechanismus«

Dann kam Francis Crick. Ein schrulliger Brite. Zusammen mit seinem amerikanischen Kollegen James Watson kam er dem Aufbau der DNA auf die Spur. Die beiden sahen, dass man das Molekül mit der Erbinformation im Inneren unserer Zellen darstellen kann wie eine Wendeltreppe. Außen steht ein Grundgerüst aus Phosphat, die Treppenstufen werden von unterschiedlichen Basenpaaren gebildet. Wobei die genaue Zusammensetzung und die Abfolge dieser Paare den Code des Lebens darstellen.

Diese Entdeckung veröffentlichten die beiden am 25. April 1953 im Fachjournal »Nature« in dem Aufsatz »Molecular Structure of Nucleic Acids«. Wie gesagt: Dahinter stand ein Brite. Der hier mit großem Tamtam eine Weltsensation hätte herausposaunen können. Der sich für den Nobelpreis hätte in Stellung bringen können, der ein neues Zeitalter nach Darwin hätte einläuten können, der sich selbst zum ersten Helden der Molekulargenetik hätte stilisieren können. Hat er aber nicht. Der Brite. Stattdessen schrieb er mit seinem Kollegen eine einzige Seite von feinstem Understatement:

> »Es ist unserer Aufmerksamkeit nicht entgangen, dass die von uns vorgeschlagenen Paarungen auf einen möglichen Kopiermechanismus des genetischen Materials hinweisen.«

Da war es also: das (vermeintliche!) Buch des Lebens. Das (vermeintliche!) Superprogramm, das alles Leben steuert. Vermeintlich? Ja. Heute wissen wir, dass das Wendeltreppenbild ein sehr gutes Modell war. Aber eben doch nur ein Modell. »In echt« ist alles viel komplizierter. Und sieht nicht einmal aus wie eine Wendeltreppe. Doch bleiben wir erst einmal bei diesem Bild.

Letztendlich konnte diese Sensation auch der Aufmerksamkeit der wissenschaftlichen Gemeinde nicht entgehen. Neun Jahre nach der Veröffentlichung hielten die beiden DNA-Entdecker den Nobelpreis für Medizin dann doch in ihren Händen.

In jeder Zelle eine Wendeltreppe

Die DNA (Desoxyribonukleinsäure) besteht aus den Bausteinen Adenin, Guanin, Cytosin und Thymin – alle vier sind Basen (vereinfacht gesagt sind Basen die Gegenstücke zu Säuren). Die DNA setzt sich aus einer Abfolge von Bausteinpaaren zusammen, die in zwei Varianten vorkommen: Die eine Paarung besteht aus den Basen Adenin und Thymin, das andere Paar aus Guanin und Cytosin. Ein »Phosphatrückgrat« aus alternierenden Desoxyribose- und Phosphorsäure-Untereinheiten hält den Strang zusammen. Insgesamt sieht die DNA aus wie eine Doppelhelix – einfacher gesagt: wie eine Wendeltreppe.

Aktuell gehen Forscher davon aus, dass mindestens 85 Prozent des menschlichen Genoms umgeschrieben werden in Ribonukleinsäure, kurz RNA. Warum das so ist, wird heftig diskutiert. Unklar ist auch, warum die RNA sich »in allerlei komplexe Spiralen, Ausbuchtungen, Pseudoknoten, Hammerköpfe, Haarnadeln und andere 3-D-Motive faltet«.

Die RNA (Ribonukleinsäure) besteht aus den Bausteinen Adenin, Guanin, Cytosin und Uracil (statt Thymin). Es gibt jede Menge unterschiedliche RNA-Arten, sie übernehmen verschiedene Aufgaben:

- mRNAs sind Kopien ausgewählter DNA-Abschnitte, so etwas wie kopierte Bauanleitungen für Proteine aller Art.
- tRNAs sammeln die Aminosäuren für die neu zu bauenden Proteine ein.

- rRNAs sind so etwas wie die Zipper an Reißverschlüssen, sie fügen den Basenpaaren der mRNA die passenden, mit jeweils einer Aminosäure beladenen tRNAs zu.
- Gleich mehrere Arten von RNAs, die asRNAs, die siRNAs und die miRNAs, kontrollieren die Aktivität der Gene.

Die Abfolge der Basenpaare in der DNA entspricht einem Bauplan, der immer wieder abgelesen werden kann. Bei einer Zellteilung (in der Fachsprache **Replikation**) werden die beiden DNA-Stränge getrennt und kopiert, Base für Base. Jede Zelle erhält einen vollständigen Satz. Wenn ein neues Protein gebaut werden soll (**Transkription**), wird der Strang ebenfalls an einzelnen Stellen aufgetrennt und kopiert. Taucht in der DNA die Base Thymin auf, so erhält die RNA-Kopie stattdessen den Baustein Uracil. Anhand der Kopie entsteht das neue Protein, weitere RNAs helfen dabei.

Vorsicht: Genfetischismus

Gleich nach der DNA-Entdeckung ging es los mit den Missverständnissen, mit den Fehldeutungen und falschen Hoffnungen, von denen wir uns bis heute nicht erholt haben. In den 1960er und 1970er Jahren wurden kybernetische und systemtheoretische Modelle schick. Und so wurden das noch offene Konzept »Gen« und die geheimnisvolle Wendeltreppe »DNA« ganz schnell von noch nicht ganz verstandenen Prozessen des Lebens »in bestimmbare Bausteine *des* Lebens verwandelt und als eine Information begriffen, die entziffert, gelesen und umgeschrieben werden kann«.

Es setzte sich sogar die Vorstellung fest, Gene seien so etwas wie autonome Programme. Und alles, was an Gesundheit oder Krankheit im Organismus auftauche, sei eine direkte Folge bestimmter Gene. So müsse es doch, glaubte man, für jede Besonderheit ein bestimmtes Gen geben: für Krebs genauso wie für Übergewicht, für Alkoholismus genauso wie für Homosexualität und für Plattfüße genauso wie für grüne oder braune Augen. Nein, nein, so einfach sei es nun nicht, fanden andere Forscher und gaben einen gewissen Umwelteinfluss zu bedenken. So kursierten bald Prozentzahlen: Diese Krankheit sei zu 40 Prozent genetisch und zu 60 Prozent durch die Umwelt ausgelöst, jene zu 80 Prozent genetisch und zu 20 Prozent durch die Umwelt bedingt. Ich bin wie auch viele Forscher davon überzeugt, dass es sich hier um ein großes Missverständnis handelt. Sehr treffend auf den Punkt gebracht durch den französischen Genomforscher Daniel Cohen:

> »Das Angeborene zählt hundert Prozent;
> das Erworbene zählt ebenfalls hundert Prozent.«

Die Einteilung in Angeborenes und Erworbenes sei genauso unsinnig wie die Frage, ob für die Oberfläche eines Rechtecks die Länge oder die Breite mehr zählt.

Doch die Mediziner, die Medien und die Menschen liebten die neuen Storys rund um die Gene: Plötzlich konnte theoretisch jeder der Träger von phantastischen oder aber von zerstörerischen Genen sein (spannend!). Theoretisch konnte man in die Zukunft schauen (»Ich werde mit meinen Genen garantiert nicht krank!«). Das ist der Stoff, aus dem Heldengeschichten gestrickt werden. Und das ist kurioserweise auch der Motor für die Verteilung von Forschungsgeldern. Zum Beispiel auch für das *Human Genome Project.*

Ein riesiges, unsinniges Forschungsprojekt

Noch 1990 hatte man es sich so schön einfach vorgestellt: Bestimmte Gene liefern die Informationen für bestimmte Proteine, die wiederum für Herzinfarkt, Bluthochdruck, Krebs, Übergewicht, Diabetes, Zappeligkeit oder Kriminalität ausschlaggebend sind. Man muss die Gene nur richtig zuordnen, schon kennt man das Programm für den Träger dieser Erbinformation. Man kennt sein Schicksal. Schöne Idee. Und ganz falsch.

Die Forschungsergebnisse zeigten etwas komplett anderes. Das Human Genome Project konnte zwar die Sequenz der Basenpaare entschlüsseln, gleichzeitig mussten die Forscher aber eingestehen:

Keine Kausalität: Es gibt keine kausalen Zusammenhänge zwischen einem Gen und bestimmten Merkmalen oder Krankheiten. So gibt es Menschen mit der genetischen Disposition für die Erbkrankheit Mukoviszidose, die gar nicht krank sind. Andere bekommen Brustkrebs, obwohl sie die »Angelina-Jolie-Brustkrebs-Genmutation« BRCA-1 überhaupt nicht haben.

Keine Programme: Anders als gedacht liefern Gene keine Programmierung. Es ist vielmehr so, dass »Gene und ihre Produkte in kontinuierlicher Wechselwirkung« stehen. Auch in Wechselwirkung mit der Umwelt. Es läuft also kein Programm ab, sondern ein komplexer, kreativer, sogar ein leicht chaotischer »Schöpfungsvorgang«.

Insgesamt ziemlich wenig Gene: Anstatt der erwarteten 100 000 Gene fand man nur 20 000 bis 30 000. Die Zahl ist so ungenau, da man von vielen Proteinen noch nicht die Funktion kennt und weil man oft nicht genau feststellen kann, welche Regionen mit anderen gemeinsam zu einem funktionellen Produkt führen. Oft bleibt auch unklar, wo genau die Basenpaare beginnen, die einzelne Stücke von Bauanleitungen liefern, und wo genau sie enden. Wahrscheinlich bestehen nur ein bis zwei Prozent des gesamten Erbgutes aus den Codes, nach denen die Forscher gesucht hatten.

Viele andere Stücke: 30 bis 35 Prozent der DNA, vielleicht auch mehr, enthalten gar keine Baupläne, sondern lediglich Basenpaare, die sich ständig wiederholen. Sie werden repetitive Sequenzen genannt. Von einer Generation zur nächsten können sie sich stark verändern, ganze repetitive DNA-Abschnitte werden eliminiert oder vermehrt. Wahrscheinlich ist das ein Motor der Evolution. Auch binden spezielle Proteine an diese Regionen. Das hat Wirkung – nur welche? Leider weiß man noch sehr wenig.

Gene von Viren: Das ist eine besonders erstaunliche Entdeckung: Knapp zehn Prozent unseres Erbmaterials wurden von Viren eingeschleust. Viren haben also bei der Entwicklung des Menschen deutliche Spuren hinterlassen.

Ziemlich dynamisch: Gene sind keine statischen, autonomen oder sogar autistischen Programme, die dem Körper befehlen, was er zu tun hat. Sie sind vielmehr aktive und veränderliche Akteure in einem äußerst komplexen biochemischen Netzwerk, beeinflussbar durch Beziehungen und Lebensstile.

Mit Schalter: An jedem Gen sitzen Genschalter, die entscheiden, ob das Gen aktiv, nur gedrosselt aktiv oder komplett ausgeschaltet ist. Abhängig von Umwelteinflüssen – also vom Lebensstil!

Genau das verstehe ich unter Epigenetik.

Noch in den 1990er Jahren hing man also im Denken des Industriezeitalters fest: Wer Knopf A drückt, muss mit Reaktion B rechnen. Ursache – Wirkung. Ganz einfach. Noch heute finde ich Studien, die nach bestimmten Genen für bestimmte Merkmale suchen. So ganz falsch ist die Idee ja auch gar nicht. Gerade kürzlich ist es einer Forschergruppe um Kaustubh Adhikari vom University College London gelungen, 18 verschiedene Gene zu finden, die mitverantwortlich sein sollen für graues Haar und zusammengewachsene Augenbrauen. Sie kennen die »Monobraue« von Bert, dem Ernie-Kollegen aus der Sesamstraße. Ganz richtig ist die Idee aber doch nicht: Auch Medikamente, Krankheiten oder Stress können die Melaninversorgung der Haare verändern und sie dadurch grau werden lassen.

Im menschlichen Organismus ist ein hochkomplexes System von Wechselwirkungen und Rückkopplungen am Werk. Sport, Spaghetti, Stress, Sex – Arbeit im Callcenter oder als CEO – Wohnen in Wanne-Eickel oder in den Alpen – Belastung durch giftige Mittel in der Landwirtschaft, radioaktive Strahlung, sogar Traumata – alles wirkt auf unsere Gene. Schaltet sie ein oder aus. Das wirkt wiederum auf die Proteine. Die wieder andere Wirkungen anstoßen. Bestätigt auch Professor Joachim Bauer, der wohl führende deutsche Epigenetiker:

> **»Das Geheimnis liegt nicht im Text der Gene, sondern in der Regulation ihrer Aktivität.«**

Deshalb *kann* ein bestimmtes Gen wie das von Kaustubh Adhikari gefundene Grauhaar-Gen IRF4 tatsächlich etwas mit grauen Haaren zu tun haben. Es wirkt aber lange nicht so geradlinig wie Schaumtönung: Unter manchen Bedingungen begünstigt es graue Haare, unter anderen Bedingungen aber doch wieder nicht.

Was also ist ein Gen?

2006 kamen 25 Wissenschaftler zusammen, um sich auf eine Definition des Begriffs »Gen« zu einigen. Sie brauchten zwei Tage dazu. Und selbst diese Definition wurde schon ein Jahr später verworfen. Man hatte neue, komplexe Regulationsmuster gefunden. Nach der neuen Definition aus dem Jahr 2007 musste ein Gen nicht einmal mehr vererbbar sein. Die neue Begriffsbestimmung geht so: »Ein Gen ist eine Einheit aus genomischer DNA-Sequenz, die einen zusammenhängenden Satz von potenziell überlappenden funktionellen Produkten codiert.«

Von einem funktionellen Produkt sprechen die Wissenschaftler, wenn einer Sequenz eine klare Funktion zugeordnet werden kann. Von vielen Proteinen ist aber die Funktion noch gar nicht genau bekannt. Daher wird teilweise mit Lückenfüller-Namen gearbeitet. Hinter der neuen Definition stehen außerdem folgende Einsichten – hier vereinfacht dargestellt:

- **Die DNA ist unordentlich:** Die DNA ist zwar so etwas wie eine riesige Bibliothek von Bauanleitungen. Sie ist aber nicht so ordentlich sortiert wie zum Beispiel die Deutsche Nationalbibliothek. Vielmehr handelt es sich um eine wilde Sammlung zerstreuter Stückchen, die nach Bedarf abgelesen und kopiert werden.
- **Die DNA enthält viele Informationen, die keine Bauanleitungen sind.** Die DNA besteht aus genomischen und nicht genomischen Sequenzen. Genomisch heißt so viel wie »enthält Bauanleitungen« für Proteine oder andere Moleküle. Nicht genomische Sequenzen enthalten keine Bauanleitungen. Telomere, die Schutzkappen am Ende der Chromosomen, sind beispielsweise nicht genomische Sequenzen.
- **Einzelne Anleitungen werden von speziellen Proteinen kopiert.** Die Kopien reagieren wieder mit anderen Proteinen, die wiederum die RNAs anregen, die richtigen, in der Flüssigkeit der Zellen schwimmen-

den Aminosäuren einzusammeln und genau nach Plan zusammenzusetzen. Kommt es am Ende zu einem Produkt, handelt es sich laut Definition um ein Gen.

info +++

Das Millionen-Gen

Das größte bekannte Gen beinhaltet 2,5 Millionen Basenpaare. Davon liefern aber nur ca. 11 055 Basenpaare eine konkrete Bauanleitung. Alle anderen codierenden Paare sind Schalter oder Regionen, deren Funktion man noch nicht ganz verstanden hat. Dieses Riesen-Gen ist für den Bau von Dystrophin verantwortlich. Das Protein kommt in den Membranen der Muskelfasern vor und ist dort existenziell wichtig für die Funktion der Muskulatur. Fehlt es, kommt es zu Muskelschwäche und Muskelschwund. Die Transkription dieses Gens, so heißt der Kopiervorgang von DNA und RNA, dauert 16 Stunden!

Der Postbote ist meist unschuldig

Heute wissen wir recht viel über die Funktionsweise der Gene. Die Forschung konnte viele Missverständnisse ausräumen. Trotzdem halten sich die alten Vorstellungen hartnäckig. Zum einen liegt das daran, dass in populären Medien mit populärem (falschem!) DNA-Wissen die sagenhaftesten Geschichten erzählt werden. Da übernimmt etwa eine Alienspezies die Macht über einen Kommandanten, weil sie heimlich dessen DNA ausgetauscht hat (Star Trek: Raumschiff Voyager, Staffel 3, Folge 62 »Die neue Identität«, USA 1997). Oder die Heldinnen und Helden einer Story tragen ein »Zeitreise-Gen« in sich, das sie mit besonderen Fähigkeiten ausstattet (»Edelstein-Trilogie«, Deutschland, 2013 bis 2016).

Zum anderen wurde lange (und wird tatsächlich immer noch!) in unseren Schulen Wissen aus dem Jahr 1866 vermittelt: Mendel. Ich erinnere mich gut an seine Erbsen. Oder die Augenfarben. Braun wird seiner Ansicht nach dominant vererbt. Stimmt so nicht, denn nur äußerst selten ist nur ein einziges Gen für ein Merkmal verantwortlich. Fast immer handelt es sich um ein Zusammenspiel von oft mehreren Dutzend Genen. Deshalb können Eltern, die beide blaue Augen haben, sich ganz entspannt von ihrem braunäugigen Baby anstrahlen lassen. Milchmann, Postbote und Schornsteinfeger sind in der Regel unschuldig. Wäre nach Mendel unmöglich, kommt aber wirklich vor.

Es gibt eben nicht das eine Gen, das ein Auge braun, blau oder grün werden lässt. Guckt man sich die Vielfalt der Augenfarben genauer an, ist das absolut logisch. Gäbe es nur ein Gen, müsste es Millionen von Variationen aufweisen, um alle Farbnuancen dieser Welt hervorbringen zu können. Schon aus diesem Grund muss an der Augenfarbe eine ganze Reihe von Genen beteiligt sein. Wie viele und in welcher Form, weiß man noch nicht genau.

Was man kennt, ist der Zusammenhang zwischen Augenfarbe und Melanin – das ist der Stoff, der unsere Haut im Sommer dunkler werden lässt. Und genau dieser Stoff ist auch für die Augenfarbe mitverantwortlich. Ein schönes Beispiel für die komplexe Wirkung von Genen geht so: In der Iris gibt es eine spezielle Gewebeschicht mit Pigmentzellen. Diese speziellen Zellen synthetisieren Melanin aus Tyrosin, der Ausgangssubstanz dafür. Melanin schützt gegen UV-Strahlung. Menschen mit viel Melanin haben eine dunklere Haut, typischerweise auch dunklere Augen, und sie vertragen das Sonnenlicht besser. Bei ihnen liegt das Melanin in der Iris eng gepackt, hat eine hohe Konzentration. Bei anderen Menschen liegen Melaninproteine in einer anderen Qualität oder in geringeren Mengen vor. Je weniger jedenfalls die Zellen mit Melanin bepackt sind, umso heller wirkt die Augenfarbe.

Dahinter steht ein physikalischer Grund: Wenn Licht auf eine Iris fällt, in der recht wenig Melanin gespeichert ist, dann wird es von anderen Proteinen gestreut und nur die kurzwelligen blauen Lichtwellen werden reflektiert. Somit verwundert es auch nicht, dass Menschen mit hellerer Haut oft auch blaue Augen und helle Haare haben.

Das gleiche Melanin ist also für die Farbe der Haare und der Augen verantwortlich. Weil es aber nicht nur das eine Melanin, sondern eine braun-schwärzliche, eine gelblich-rötliche Variante sowie jede Menge Mischformen gibt, sehen wir auf der Welt so viele Augenfarben: Braun-Grün, Blau, Wasserblau, Dunkelbraun bis Schwarz.

Auch an der Pigmentierung sind etliche Gene beteiligt. Wie sie genau interagieren und was ihre Aktivität bedingt, ist noch nicht ganz klar. Es gibt allerdings eine Genregion, die besonders mit der Augenfarbe in Verbindung gebracht wird: OCA2, befindet sich auf dem Chromosom 15. Eine Forschungsgruppe geht derzeit davon aus, dass ca. 61 unterschiedliche Gene an der Entstehung der Augenfarbe beteiligt sind, viele davon liegen in der Region OCA2, aber nicht alle. Da gibt es zum Beispiel

- Gene mit Bauplänen für Enzyme, die als Katalysatoren in der Herstellung von Melanin wirken,
- Gene mit Bauplänen für Proteine, die den Transport von Melanin organisieren, und
- Gene, die für die Codierungen eines Rezeptors gebraucht werden, der die beiden Formen des Melanins, Pheomelanin und Eumelanonin, ineinander umwandeln kann.

Es sind also sehr viele Schritte und sehr viele Enzyme beteiligt. Alleine von OCA2 wurden 35 Genvariationen gefunden!

Die Augenfarbe kann sich übrigens ein Leben lang ändern. Verursacht durch Medikamente. Oder durch Krankheit. Weil jeder Krankheit ein Nährstoffmangel und eine Veränderung im Stoffwechsel zugrunde liegt, ist es kein Wunder, dass auch der Stoffwechsel für die Pigmente in der Iris davon betroffen sein kann. Das Gleiche gilt für völlig normale Stoffwechselveränderungen im Alter. Das zeigt sehr deutlich die Variabilität: Gene werden an- und ausgeschaltet, sie arbeiten mal aktiver, mal weniger aktiv, die von ihnen erzeugten Proteine stehen in vielfältigen Wechselbeziehungen zueinander, und es gibt diverse Rückkopplungen.

Das heißt für uns: Dominante und rezessive Gene? Kann man vergessen. Wie die Gene arbeiten, das haben wir in der Hand. Der Schlüssel heißt Lebensstil.

Gene sind kein Schicksal

»Das Geheimnis liegt nicht im Text der Gene, sondern in der Regulation ihrer Aktivität« – was Joachim Bauer sagt, ist eine so zentrale Aussage, dass ich sie nicht oft genug wiederholen kann. Denn es macht für den Verlauf einer Heilung einen riesigen Unterschied, ob ein Patient glaubt, seinen Genen hoffnungslos ausgeliefert zu sein. Oder ob er die aktuelle Forschung kennt und sicher ist, dass eben *nicht* seine Gene seine Gesundheit steuern. Und damit sein Schicksal. Sondern umgekehrt: dass er seine Gene steuern kann. Ein gutes Stück weit! Und zwar durch Bewegung, Ernährung, Denken. In Ihrer Sprache: Stillsitzen oder Sport, Spaghetti oder Eiweiß, Stress oder Entspannung.

Ich hörte von einem jungen Mann mit Nervenlähmung. Beider Beine. Trotz wirklich ernsthafter, seriöser Anstrengung wurde keine Ursache gefunden. Außer »zwei Gene«. Damit fühlte sich der junge Mann verurteilt. Dachte, seine Krankheit sei in den Genen verankert, damit nicht heilbar, er sei verloren. Unmenschlich.

Denn: Sobald der junge Patient mit der Nervenlähmung erfährt, dass in jeder seiner Zellen Zehntausende von Genen sitzen, die sich durch Beziehungen und Lebensstil munter an- und ausschalten lassen, dann ist er raus aus der Opferfalle. Dann weiß er, dass er handeln kann. Dass er diesen zwei simplen Genen eben gerade nicht ausgeliefert ist.

Heißt für mich: Hilfe wird möglich. Heilung wird möglich.

Geschichten wie diese lassen mich nicht los. Was sollen wir mit einer Medizin, die bis in die kleinsten Gene hineinschauen kann, die aber den »tröstenden Umgang mit menschlichem Leiden verloren« hat? Die letztendlich »trostlos geworden« ist? Weil sich die Forscher nicht mehr auf den Menschen konzentrieren, der da verzweifelt vor ihnen sitzt, sondern auf den Erfolg ihrer Publikationen. »Endlich das Gen für XY gefunden!« Darum geht es in der Forschung.

Und zwar auch noch Jahre, nachdem wir eigentlich wissen sollten, dass ein Gen an sich überhaupt keine Bedeutung hat. Das stellt Prof. Ernst Peter Fischer in seinem Büchlein 2011 sehr deutlich klar, nämlich dass es mit der Gesundheit überhaupt nichts zu tun hat, ob man nun ein bestimmtes Gen hat. Oder nicht hat. Denn ein Gen vermittelt bloß eine Information. So dass eine Eiweißkette hergestellt werden kann. Mit Aminosäuren in einer bestimmten Reihenfolge. Nicht mehr und nicht weniger. Damit diese Eiweißkette aktiv werden kann, muss sie sich im nächsten Schritt entfalten. Sie muss besondere Strukturen annehmen. Und jetzt kommt's:

> **»Die dazugehörige Faltung erfolgt dabei nachweislich nicht mehr nach den Vorgaben der Gene, sondern in Abhängigkeit von dem Milieu, in dem sich das Genprodukt befindet.«**

Der gesamte Vorgang, schreibt Fischer, läuft mit schöner Unregelmäßigkeit ab. Dahinter steckt weder ein Programm noch ein Programmierer.

Milieu dürfen wir mit Lebensstil übersetzen. Bewegung, Ernährung, Denken. Das hatte Dean Ornish, Mitglied der medizinischen Fakultät der Universität von Kalifornien in San Francisco, ja längst bewiesen, als er mit Hilfe dieser Interventionen Krebs praktisch abgeschaltet hat.

Noch einmal: Gene an sich sind wertfrei. Ob sie aktiv werden, ob sie wirken, liegt an äußeren Faktoren. Wenn ein Mensch das Glück hat, sich ökonomisch in einigermaßen sicherem Fahrwasser zu bewegen, wenn er ein einigermaßen gesundes Wohnumfeld hat, ein stabiles und freundliches soziales Milieu, vielleicht sogar noch einen Job, der ihm Freude bereitet. Wenn es ihm dann außerdem noch gelingt, morgens regelmäßig seine Laufschuhe auszuführen, im Supermarkt einen Bogen um Junkfood zu machen und regelmäßig seinen Stresspegel zu senken – dann, ja dann wird er praktisch unsterblich. Jedenfalls nicht mehr so leicht krank. Und sieht nicht mehr viel zu früh viel zu alt aus.

Wirft man einen Blick in eine beliebige Rehaklinik, dann sieht man dort Menschen, denen ein »genetisch korrektes Leben« nicht gelungen ist. Warum es nicht gelungen ist, dafür gibt es viele Gründe. Nicht nur individuelle.

Die Gene jedenfalls, die Gene sind *nicht* der Grund.

Und die Regulation der Genaktivität – die jeder von uns ein gutes Stück weit selbst in der Hand hat – ist die entscheidende Regelgröße für Gesundheit.

Das MacGuffin-Phänomen

Warum aber glauben wir, glaubt die Medizin, glauben die Medien trotz aller neuen Einsichten weiter an die Macht der Gene? Das hat etwas mit der Macht der Geschichten zu tun. Und deshalb kann uns an dieser Stelle ausgerechnet Alfred Hitchcock weiterhelfen.

Er erklärte einmal, dass er ins Zentrum seiner Storys gerne einen »MacGuffin« setzt. Dieser »MacGuffin« bedeutet an sich gar nichts, gleichzeitig dreht sich aber die gesamte Handlung um ihn herum wie um ein Schwarzes Loch. Im Spionagefilm »Der unsichtbare Dritte« wird Cary Grant nach einem solchen Typen gefragt. »Was macht der?« »Sagen wir Import, Export.« »Ja, aber was verkauft er denn?« »Na, eben Regierungsgeheimnisse.« Hitchcock kommentiert den Dialog so: »Sehen Sie, da haben wir den MacGuffin, reduziert auf den reinen Ausdruck: nichts.«

Übertragen auf unsere Gene heißt das: Sie bedeuten real sehr wenig. Gleichzeitig wollen wir, dass sie alles bedeuten.

Absurd ... Nein: Gefährlich!

Warum es höchste Zeit wird, dass wir diesen MacGuffin loswerden, zeigen die Beispiele

- ADHS,
- Burnout und
- Brustkrebs.

ADHS: Lasst die Jungs in Ruhe zappeln

Ein Würzburger Psychiater wurde 1996 weltberühmt. Als er in der Zeitschrift »Science« zeigen wollte, dass ein einzelnes Gen das Verhalten messbar beeinflussen kann. Dabei ging es – wie könnte es anders sein – um das Glückshormon Serotonin. Die These: Wird genetisch der Serotonintransporter gestört, sind wir besonders anfällig für eine Angststörung.

Beflügelt von seinem Erfolg, machte sich dieser Psychiater, sein Name ist Klaus-Peter Lesch, mit seinem Kollegen Andreas Warnke auf die Suche nach dem ADHS-Gen. Die beiden Professoren haben vor fünf Jahren sogar den »Weltverband für ADHS« gegründet. Das Ganze bedeutet: In Würzburg kennt man sich mit ADHS besonders gut aus.

Kein Wunder, dass die ADHS-Diagnose in Unterfranken bei 19 Prozent aller neun- bis elfjährigen Buben gestellt wird. Deutschlandweit nur zwölf Prozent. Und dass in Unterfranken 13,3 Prozent der Schulbuben ihre Psychopille zum Pausenbrot einnehmen. Deutschlandweit nur (nur?) 6,5 Prozent. Das geht aus einer Auswertung von Diagnosen und Rezepten aus dem Jahr 2012 hervor, die die Barmer GEK in Auftrag gegeben hatte. (Natürlich können auch Mädchen oder Erwachsene eine ADHS-Diagnose bekommen – in dieser Studie hat man aber nur die Jungs durchgezählt.)

Heißt: Die Sache läuft voll aus dem Ruder. Statt darüber nachzudenken, ob unser seltsames Schulsystem vielleicht vor allem unseren quicklebendigen Jungs das Leben schwer macht oder ob gewisse Erziehungsmethoden vielleicht weniger sinnvoll sind als andere, gehen wir zur Apotheke. Kaufen ein Mittel, um die Jungs zu domestizieren. Vor allem in Würzburg.

Das macht mich nachdenklich. Und zum Glück nicht nur mich. Auch von Prof. Warnke hören wir heute nachdenkliche Worte:

»Was wir gelernt haben, ist paradox. Je mehr wir von der Genetik wissen, desto stärker müssen wir uns auf das Nicht-Genetische besinnen: Auf die psychosozialen und lebensgeschichtlichen Einflüsse.«

Auf diesen Satz wollte ich hinaus. Epigenetik statt Genetik. Weltweit in der Wissenschaft auf dem Vormarsch. Da hat sich das Denken der ursprünglich reinen Genetiker um 180 Grad gedreht. Auch Klaus-Peter Lesch meint heute, ADHS sei zunächst einmal nicht mehr als eine Persönlichkeitsvariante ohne »Krankheitswert«:

»Der hohe Energiepegel, der Enthusiasmus, sich mit einer Sache auseinanderzusetzen, die hohe Kreativität, die Fähigkeit zum Querdenken und der Gerechtigkeitssinn – all das sind Ressourcen, die für unsere Gesellschaft wichtig sind.«

Hört, hört! Es kommt eben immer drauf an. In einem offenen, kreativen Umfeld sind unsere kleinen kreativen Querköpfe hoch angesehen. Doch in einer autoritären Umgebung werden ihre Vorzüge plötzlich zum Problem. Das weg soll. Mit Ritalin.

Das zeigt: ADHS ist keine Krankheit, sondern eine Frage der Perspektive. Haben die Wissenschaftler längst erkannt, die hinter der ADHS-Welle stehen. Dummerweise geht es ihnen jetzt so wie dem Zauberlehrling, der seinen wild gewordenen Besen nicht mehr in den Griff bekommt: Einmal in die Welt gesetzt, tobt sich das genfixierte ADHS-Problemdenken in den Schulen und den Elternhäusern aus. Und die Scheu davor, den schwer zu domestizierenden Kindern Tabletten zu verabreichen, die sinkt und sinkt.

Einer der führenden britischen Genetiker, Steve Jones, Professor für Genetik an der Uni London, hat uns die Botschaft der Gene seit 1993 in mehreren populärwissenschaftlichen Büchern übersetzt. Seiner Einschätzung nach war das *Human Genome Project* Zeitverschwendung. Was wir heute stattdessen benötigen, so meint er, sei ein *Human Social Project.* Jetzt wird's interessant ... vor allem auch in Bezug auf ADHS. Es geht also nicht darum, die Biologie des Menschen zu verändern. Das war die große Hoffnung: der perfekte Mensch. Es geht vielmehr darum, die Gesellschaft zu verändern. Fragen wir also nicht mehr danach, welche ADHS-Gene ein zappeliges Schulkind hat. Stellen wir bessere Fragen: Wächst das Kind in Armut auf? Was hat es gefrühstückt? Hat es die Chance, Sport zu treiben? Hilft ihm jemand dabei, zur Ruhe zu kommen? Außer der Fernseher oder die Spielkonsole?

Was Prof. Jones hier bietet, ist die perfekte Hinführung zur Epigenetik. Die auf der weltweiten Enttäuschung über das Human Genome Project aufbaut. Ein Unternehmen, das sich, wie gesagt, als sinnlos erwiesen hat. Aber erst auf diesem Scheitern konnte die neue Gewissheit entstehen:

Unsere Gene sind das, was wir daraus machen.

Human Social Project. Das ist ein großes Wort für etwas, was wir vor mehr als 20 Jahren schon *forever young* genannt haben. Änderung des Lebensstils: Bewegung – Ernährung – Denken. Spätestens beim Thema ADHS wird klar, dass es sich hier nicht um ein reines Medizinthema handelt. Hier geht es um Menschenwürde. Um Politik.

Burnout: Lässt sich abschalten

Eine ähnliche Problemlage haben wir beim Thema Burnout: Auch das ist nicht nur eine Frage der individuellen Gesundheit, sondern auch eine Frage des Umfelds.

Ein Bonner Forschungsprojekt untersucht aktuell, ob und wie sich Burnout in den Genen niederschlägt. Dabei sind die Forscher glücklicherweise nicht auf der Suche nach dem einen Gen. Das es dann wieder nicht gibt. Sondern fahnden auch nach epigenetischen Mechanismen. Also nach Veränderungen in der Aktivität der Gene, die durch bestimmte Lebensumstände entstehen.

Bei solchen Veränderungen passiert mit der Abfolge der DNA-Treppenstufen gar nichts. Es ändert sich aber das, was auf der Treppe abgestellt wird: mehr oder weniger viele Methylgruppen (in der Fachsprache nennt sich dieser Vorgang »Methylierung«). Je mehr Methylgruppen jedenfalls auf der Treppe herumstehen, desto weniger gut lässt sich die DNA ablesen. Und desto seltener wird sie dann auch abgelesen. Umgekehrt heißt das: Wenn wenig auf der Treppe steht, kann das Gen gut abgelesen werden. Dann ist es wahrscheinlich sehr aktiv.

Nun haben die Bonner Forscher eine Stelle innerhalb der DNA gefunden, die mit dem Burnout in Verbindung stehen könnte. Die Untersuchung von rund 1600 Teilnehmern zeigte, dass diese bestimmte Stelle bei gesunden Teilnehmern nur zu 31 Prozent methyliert war, bei Patienten »nur« mit Burnout oder Depression waren es knapp über 40 Prozent. Aber hatten die Patienten Burnout plus Depression, lag der Wert bei 73 Prozent.

»Es liegt nahe, dass die Stressoren des täglichen Lebens eine zunehmende Methylierung nach sich ziehen und so die Aktivität des Kandidatengens drosseln« – so die Schlussfolgerung der Forscher. Brennt also jemand im Job aus und setzt sich der Druck weiter fort, ist die Wahrscheinlichkeit hoch, dass er abrutscht in eine schwere Depression.

Wollten wir eigentlich gar nicht wissen. Was wir wollen, ist nicht der Weg hinunter in die Depression. Sondern wir wollen den Weg zurück ans Licht! Und den gibt es. Dazu müssen wir nur die Logik umdrehen: Wenn Stress, schlechte Ernährung und zu wenig Bewegung die DNA-Wendeltreppe blockieren mit Methylgruppen – dann müssten doch Entspannung, gute Ernährung und Bewegung dafür sorgen, dass die Treppe wieder freigeräumt wird. Oder?

Genauso ist es. Wir haben festgestellt, dass

- drei bis fünf Stunden Bewegung pro Woche und eine Ernährungsumstellung schon nach kürzester Zeit einen messbaren Effekt auf den Stoffwechsel haben,
- sich dabei die Aktivität von rund 500 Genen verändert,

- die Konzentration eines bestimmten Jungbrunnen-Enzyms, der Telomerase, deutlich ansteigt und
- Stress zu einer Veränderung der Methylierung beiträgt und sich deshalb umgekehrt mit Hilfe von Entspannungstechniken wie meditativem Laufen und klassischer Meditation auch die Methylierung der DNA wieder in Richtung Gesundheit verändern lässt.

Schauen wir uns die Sache mit den Methylgruppen auf der DNA-Treppe einmal näher an. Was passiert da?

Geheimnis Genschalter

Ob ein Gen sehr aktiv ist oder nicht, hängt von der Zahl der an der DNA-Treppe angelagerten Methylgruppen ab. Was ist nun das? Eine Methylgruppe besteht aus einem Kohlenstoffatom und drei Wasserstoffatomen. Es ist eine CH_3-Gruppe. Ein ganz simpler Aufbau. Das CH_3-Molekül kann sich an nur einer Stelle auf der DNA-Treppe anlagern: genau da, wo auf ein Cytosin ein Guanin folgt. Cytosin reagiert dabei zu 5-Methyl-Cytosin. Weil die beiden Basen Guanin und Cytosin über eine Phosphodiesterbindung verbunden sind, sprechen Forscher von einem CpG-Ort (Cytosin-phophatidyl-Guanin). Eine starke Häufung dieser CpG-Orte bildet eine CpG-Insel.

Methylgruppen blockieren die Kopie

Hier also gehen Methylgruppen vor Anker. Andere Proteine erkennen die Cytosin-Methyl-Verbindung und lagern sich zusätzlich an. Dadurch wird die DNA an einer solchen Stelle sehr verdichtet. Und das ist der Grund dafür, dass der normale Kopiervorgang, bei dem die beiden DNA-Stränge getrennt und dann mit jeweils neuen Gegenstücken bestückt werden, an den methylierten Stellen nicht mehr funktioniert. Klick: Das Gen ist ausgeschaltet.

Anders als bei einem Lichtschalter gibt es in unserem komplexen menschlichen Organismus zwischen »Ein« und »Aus« aber noch eine

Menge Zwischenstufen. Wenn etwa nur einige der Cytosinbasen methyliert sind und die DNA noch nicht komplett mit weiteren Proteinen zugepackt ist, schaltet sich das Gen noch nicht komplett aus. Seine Aktivität wird lediglich reduziert. Lösen sich die Methylgruppen und die Blockadeproteine ab, kann die Abfolge der vier verschiedenen Treppenbausteine Adenin (A), Guanin (G), Cytosin (C) und Thymin (T) wieder als Bauplan für die Proteinsynthese genutzt werden.

Werfen wir noch einen Blick auf diese Blockadeproteine, die in der Fachsprache natürlich nicht so genannt werden. Jedes von diesen Molekülen besteht aus Aminosäuren – darunter acht essenzielle Aminosäuren. Und die wichtigste davon heißt eben

Methionin.

Die wichtigste deshalb, weil Methionin nicht nur die Start-Aminosäure jedes Eiweißmoleküles ist, also für jedes Molekül, für jedes Hormon, für jedes rote Blutkörperchen unentbehrlich ist, sondern weil Methionin für die existenziell wichtigen Methylgruppen verantwortlich ist. So eine Methylgruppe reist nämlich nicht alleine durch unsere Zellen – sie wird von anderen Molekülen abgegeben. Eines der wichtigsten Methylgruppenspender ist eben die Aminosäure Methionin. Reagiert sie mit ATP (so heißen die Energiemoleküle), so entsteht zunächst ein neues Molekül mit dem schönen Namen SAM. Von dem spaltet sich eine Methylgruppe ab, die sich dann an die DNA oder einen RNA-Strang anhängen kann.

Das Krebsrisiko herunterschrauben

Im Laufe eines Lebens verändert sich die Methylierung, insgesamt hängen weniger Methylgruppen an der DNA, an einigen Stellen jedoch mehr. Ähnliche Veränderungen findet man bei Krebs. Stellt sich die Frage, ob das Alter oder der Lebensstil ausschlaggebend ist. Das wollten Forscher um Sang-Woon Choi (CHA University School of Medicine Seoul, Korea) genauer wissen und haben Mäuse mit der typischen *western style diet* gefüttert. Ihnen die typische ungesunde Ernährung verpasst, die arm an Methionin ist.

Siehe da, die Methylierung hat sich verändert in Richtung alt und auch typisch für Krebs. Die gesund ernährten Mäuse zeigten die Veränderungen nicht. Die Vorgänge sind allerdings äußerst komplex und noch nicht genau verstanden. Aber so viel ist klar: Eine Ernährung reich an Methionin reduziert altersspezifische Veränderungen der Methylierung, und wahrscheinlich reduziert sie das Krebsrisiko.

Methionin kann man messen: im Aminogramm. Tun wir in unserer Praxis täglich. Routinemäßig. Es geht immer eine Warnleuchte an, immer dann, wenn Methionin absinkt. Ein erster feiner Hinweis: Achtung, aufpassen.

Gut zu wissen: Die einfachste Methioninquelle heißt Carnitin. Bekommen Sie in jeder Apotheke. Hab ich in meiner Schreibtischschublade. Carnitin besteht aus Methionin und Lysin. Ein Wundermittel für die Regeneration, wie ich in Hawaii erleben durfte.

Regeneration heißt Selbstheilung. Und Selbstheilung ist ein Schlüssel zur Gesundheit. Das wusste schon Rudolf Virchow, als er im 19. Jahrhundert sehr präzise feststellte:

> »Die Krankheit beginnt in dem Augenblick, in dem die regulatorische Einrichtung des Körpers nicht ausreicht, die Störungen zu beseitigen. Nicht das Leben unter abnormen Bedingungen, nicht die Störung als solche erzeugt Krankheit, sondern die Krankheit beginnt mit der Insuffizienz des regulatorischen Apparats.«

Brustkrebs: Lässt sich verhindern

So kann (nicht: muss) das Gen BRCA-1 zum Beispiel dann zu Brustkrebs führen, wenn die Mechanismen der Selbstheilung nicht richtig greifen. Es heißt zwar immer: Liegt es mit einem bestimmten Fehler vor, steigt das Risiko einer Frau, an Brustkrebs zu erkranken, von 12 Prozent auf 60 Prozent.

Dabei ist BRCA-1 gar kein spezielles »Brustkrebsgen«. Es ist tatsächlich überall im Körper aktiv: Es kodiert ein Enzym für den Energiestoffwechsel, der in den Mitochondrien stattfindet, den Kraftwerken einer jeden Zelle. Liegt dieser Fehler vor, wird das Enzym ein klein wenig anders gebaut als sonst. Der Energiestoffwechsel kann dann leichter aus dem Gleichgewicht geraten. Das kann zu Krebs führen. Kann. Muss aber nicht.

Denn der menschliche Körper kann mit kleinen Fehlern sehr gut umgehen. Und zwar, indem er Genabschnitte einmal auf diese Weise kopiert und dann wieder etwas anders. Außerdem sind die beteiligten Enzyme vernetzt und dezentral organisiert. Wenn eine Reaktion ausfällt, wird der Ausfall sofort durch Ersatzreaktionen aufgefangen. Wenn der Mensch seine Mitochondrien mit den richtigen Fettsäuren verwöhnt, kann sich der Fehler in dem Enzym also gar nicht stark auswirken. Anders bei einer Ernährung mit vielen Kohlenhydraten: Mit einer ständigen Überdosis Carbs kippt das System leichter aus dem Gleichgewicht.

Einfach leben

Die Gene an sich sind also gar nicht das Problem. Gene sind keine Schicksalsfäden. Auch vermeintliche Brustkrebsgene nicht. Sie sind nur ein kleiner Bestandteil unglaublich komplexer Abläufe im menschlichen Körper, von denen wir bisher – wenn wir ganz ehrlich sind – noch sehr wenig verstanden haben. So viel jedenfalls ist sicher: Über Krebs entscheidet niemals ein einziges, etwas aus der Art geschlagenes Gen.

Daher ist der einfachste Schlüssel zur Gesundheit, den sie einem Menschen geben können, der Rat: »Lauf los!«

Epigenetik.

Das gleiche simple Schema kennen Sie aus meinem Mund: Lebe genetisch korrekt. Das ist's. Heißt: Lauf, iss wie ein Aff', meditiere täglich – und setz dich mal in die Sonne auf (wahlweise: unter) einen Baum, um die Beine baumeln zu lassen (wahlweise: auszustrecken).

Nietzsche hatte das erst nicht gewusst. Sein Hirn war in jungen Jahren der finsteren Weltsicht eines Herrn Schopenhauer verfallen. Hauptthema Entsagung, Verneinung, Resignation – und bloß nicht nach Erfüllung, nach Freude streben: Das würde immer nur mehr Sorgen und Probleme hervorrufen und zu einem schrecklichen Leben führen.

Schopenhauer? Hab ich nie gemocht. Aber Nietzsche. In einem Brief an seine Mutter hatte er geschrieben: »Man weiß, dass das Leben elend ist, dass wir die Sklaven des Lebens sind, je mehr wir genießen wollen, man entäußert sich der Güte des Lebens, man übt sich in Enthaltsamkeit.« In dieser Lebensphase ging es dem großen Denker gesundheitlich nicht gut. Wir wissen auch, dass es ihm gegen Ende seines Lebens auch nicht wirklich gut ging. Dennoch gab es in seinem Leben einen echten, einen richtigen Lichtblick.

Und die Sonne geht auf

So wie ich mit 37 Jahren erstmals gerät auch Nietzsche aus Versehen nach … Italien! In die Bucht von Neapel. Und vergisst Schopenhauer. Wirft ihn buchstäblich weg. Weshalb? In Italien ist ihm das pure Leben begegnet:

»Schwimmen im Mittelmeer, der Verzehr von Speisen, die mit Olivenöl zubereitet waren statt mit Butter, die Luft … der Umgang mit Menschen … die wissbegierig, sexuell potent, lebenshungrig waren … und sich angezogen fühlten von flüchtiger Fleisch-, Eier- und Früchtenahrung.«

Nennt man Epigenetik. Zwingend: Der Lebensstil ändert die Gene, damit das Leben. Auch das Denken. Und wie herrlich klar die Gebrauchsanleitung: Keine jahrelange medizinische oder psychotherapeutische Prozedur, sondern einfach … raus in die Sonne. Leben! Tun!

Nietzsche gerät also aus Versehen nach Italien, und die Epigenetik übermannt ihn. Ob er nun will oder nicht. Plötzlich wird er fröhlich, lebenslustig, lebenshungrig, sprich: Er wacht auf. Herrlich!

Verstehen Sie mich nicht falsch. Wer in einer schweren Depression gefangen ist, der wird im sonnigen Italien auch nicht auf Knopfdruck gesund. Aber vielleicht ein bisschen schneller als im etwas weniger lichten Deutschland.

Manchmal ist Medizin eben erstaunlich einfach. Und gerade das gefällt vielen nicht. Weil das Komplizierte bequem ist. Und das Einfache, die Vereinfachung, das »auf den Punkt bringen« schmerzhafte Denkarbeit erfordert. Ungemütliche Einsichten. Wie etwa die, dass »flüchtige Fleisch-, Eier und Früchtenahrung« viel mehr zur Gesundheit beiträgt als Bier und Brezeln. Und dass selbst Fußball spielen gesund macht, Fußball im Fernsehen anschauen aber nicht unbedingt.

info +++

»Vereinfachen!«

Vereinfachung ist ein Zeichen wahrer Genialität.
Einstein, also der Mann, dem wir die wichtigsten naturwissenschaftlichen Einsichten des vergangenen Jahrhunderts verdanken, schrieb bei einem seiner Aufsätze an den Rand: »Vereinfachen! Vereinfachen!«
Heute ergänzt einer der wichtigsten Denker der Weltwirtschaft, Prof. Nassim Taleb:

> »Es ist schwer, das Konzept der Einfachheit in das moderne Leben einzubringen, da Einfachheit dem Geist einer bestimmten Sorte von Menschen zuwiderläuft, die Gehirnakrobatik zur Legitimation ihres Berufszweiges nötig haben.«

Also: Bewegung, Ernährung, Denken. Plus Sonne. Gesundheit geht ganz einfach.

»Sieht so ein Mensch aus?«

Das ist ein völlig neuer Zugang zur Gesundheit, zur Lebensfreude, zum Lebensglück. Mit Molekularmedizin. Mit Epigenetik. Wir haben den Schlüssel zur Gesundheit selbst in der Hand. So wunderschön beschrieben im Forum www.strunz.com:

»Man stelle sich vor, jemand käme mit seinem total verdreckten Auto, Salz noch vom vorletzten Winter in den Felgen, praktisch nie gewartet, nie frisches Öl und immer Vollgas vor allem im kalten Zustand. Wenn so einer sagen würde: ›Das Auto macht seltsame Geräusche, so richtig Power hat es auch nicht mehr, und außerdem säuft es ohne Ende Benzin‹, da würden wir den wohl alle auslachen. Hart, aber herzlich. So ein Depp, hieße das dann in Bayern. Aber mit dem eigenen Körper gehen viele kaum anders um.«

In vielen Fällen müsste der Arzt erst einmal sagen:

> **»Ziehen Sie sich aus und stellen Sie sich vor den Spiegel. Sind Sie der Meinung, dass so ein Mensch aussieht?«**

Das tut weh. Gerade weil hier jemand den springenden Punkt getroffen hat. Wir, also unser Körper und unser Geist, sind das Resultat unseres Lebensstils der letzten Jahrzehnte. Genau das ist der unerhörte neue Beitrag der Epigenetik zur Medizin: Es geht eben nicht um das Human Genome Project – es geht um das Human Social Project.

Dieses Projekt bringt die Verantwortung für Gesundheit wieder dahin zurück, wo sie hingehört: weg von der Pharmaindustrie, weg von den drohmedizinischen Institutionen, zurück zu uns. Zurück zu jedem von uns, aber auch zurück zu unserer Gesellschaft – in der immer noch etliche Menschen nur schwer Zugang finden zu einem »genetisch korrekten Leben«. Fragen Sie mal alleinerziehende Eltern am Existenzminimum … die, um auf ADHS zurückzukommen, überdurchschnittlich häufig mit ihren zappeligen Jungs in die Arztpraxen kommen.

Aber machen wir an dieser Stelle nicht »die Gesellschaft« zu unserem neuen »MacGuffin«. Werfen wir lieber einen Blick auf die heimliche Gebrauchsanleitung, den ganz einfachen Schlüssel zur Gesundheit, den Peter Spork in seinem Büchlein über Epigenetik (»Der zweite Code«, 2014) so wunderschön an den Anfang stellt:

»Was haben Sie heute gefrühstückt?

Fahren Sie regelmäßig mit dem Fahrrad zur Arbeit?

Haben Sie in den letzten Tagen mal Stress abgebaut?«

Einfacher kann man das Geheimnis Bewegung – Ernährung – Denken nicht beschreiben.

Erster Schlüssel: Respekt

- **Der erste Schlüssel zur Gesundheit besteht in größtem Respekt vor den kleinsten Bausteinen unseres Lebens. Dass wir überhaupt existieren, ist ein großes Wunder!**
- **Der Schlüssel wird dann wirksam, wenn wir verstehen, dass nicht unsere Gene unser Leben programmieren. Sondern dass es umgekehrt ist: Mit unserem Lebensstil *aktivieren wir unsere Gene*. Oder bringen das System aus dem Takt. Es liegt in unserer Hand.**
- **Dieser Perspektivenwechsel krempelt die Medizin um: Es gibt keine Gene, die Krankheiten automatisch auslösen.**
- **Dieser Perspektivenwechsel hat auch eine politische Seite: Hinter Phänomenen wie ADHS oder Burnout stehen eben nicht nur »die Gene«, sondern ein soziales Umfeld, das zum Beispiel Kreativität als Querulantentum missversteht (ADHS) oder das das menschliche**

Grundbedürfnis nach einem Wechsel zwischen Belastung und Ruhe ausblendet (Burnout).

- Mit diesem Perspektivenwechsel sollten wir anfangen, neue Geschichten zu erzählen: Also nicht mehr solche, in denen sich Superstars Körperteile amputieren lassen, um Krebs zu verhindern, und auch nicht mehr solche, in denen Gene zu Superkräften führen.
- Wir brauchen neue Helden, die nicht »etwas« überwinden (Drachen, Feinde, Gene) – sondern sich selbst. Weil sie es fertigbringen, ihr Leben zu verändern.

Sich selbst zu verändern.

Sich selbst zu heilen.

Sobald ich Kohlenhydrate in Form von Brot oder Nudeln esse, bekomme ich einen Blähbauch. Und das, obwohl bei mir keine Unverträglichkeit festgestellt werden konnte! Wenn ich sie weglasse, verschwindet der Bauch innerhalb von einer Woche. Ich habe dazu seit meiner Kindheit auch dunkle Augenringe gehabt. Jeder Arzt sagte, es sei *genetisch* (obwohl das sonst niemand außer mir in der Familie hat) und man könne nichts tun. Aha ... Dank Dr. Strunz und Dr. Davis weiß ich es besser.

Liese, 25.02.2016 im Forum

Vater mit Magenlymphom. Wurde bestrahlt. War zum Glück schon Jogger. Hat etwas über Antikrebsernährung gelesen. Auch über genetisch korrekte Kost, über ketogene Ernährung und Leistungssteigerung. Hat's befolgt ... Ergebnis: Gewichtsabnahme von 98 Kilogramm auf 80 Kilogramm. Hatte zwar erst noch immer wieder neue Magengeschwüre, bei der letzten Nachuntersuchung allerdings ... alles weg. Er fühlt sich fit und wird in diesem Jahr noch zwei Marathons laufen. Schließt seine Mail mit: »Vielen Dank, ich lebe wieder oder überhaupt erst!«

»Aus Hoffnung wird Gewissheit«, News vom 26.07.2013

Lebe in Bezug auf Ernährung, Bewegung und die sonstigen Lebensumstände wie Schlaf oder Sonnenexposition so, wie es unsere Vorfahren tun mussten, also *genetisch korrekt* – im Spannungsbogen von Unregelmäßigkeit, Vielfalt und Einfachheit!

Günther S., 23.03.2016 im Forum

Bin selbst seit acht Jahren Leser Ihrer News und seither Ihren Empfehlungen strikt gefolgt. Habe allerbeste Erfahrungen damit gemacht. Obwohl ich (55 Jahre) vorher keine nennenswerten Gesundheitsprobleme hatte, sind auch sämtliche Erkältungskrankheiten und sonstige Ansätze temporären Unwohlseins komplett verschwunden. Insgesamt: schmerzfreies Dasein, keinerlei Unverträglichkeiten, stark verbessertes Hautbild, verbesserte Grundstimmung bei Belastung – die Seele schwingt wieder zurück ins Positive, sportliche Ausdauer ohne Ermüdung, geringes Schlafbedürfnis und vieles, vieles mehr. Stabiles Körpergewicht. Mein gesamter Stoffwechsel hat sich rechtzeitig in die richtige Richtung entwickelt. Auch degenerative Prozesse dürften sich nicht in der sonst üblichen Weise eingestellt haben. Das ist für mich in der Summe beachtlich.

»Einfach so nebenbei« News vom 04.03.2016

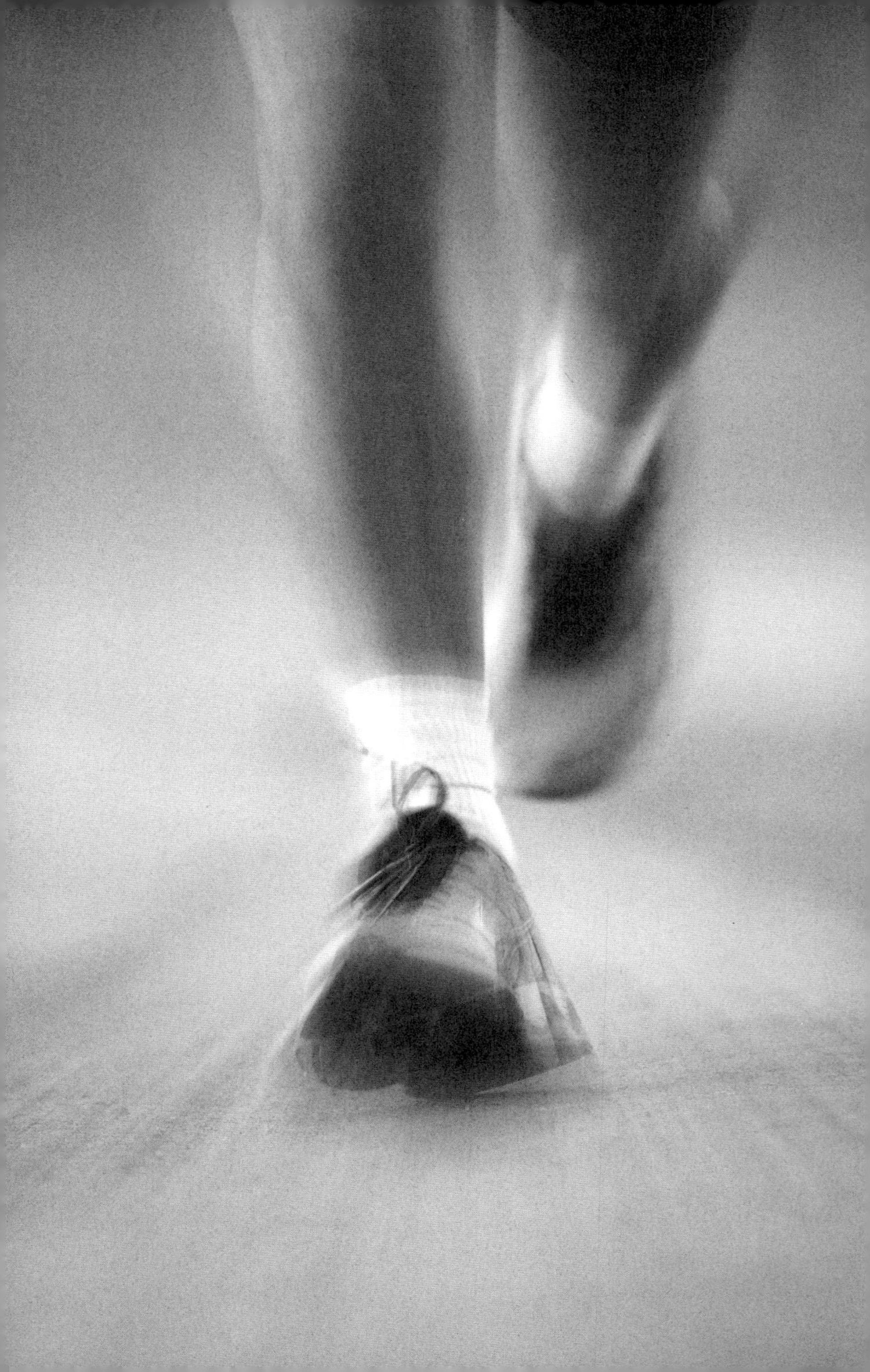

2.

Der Mensch ist ein Läufer

Wie der Mensch die Welt zu Fuß erobert und warum er das nicht mit der Ferse getan hat. Warum Laufen das Immunsystem auf Trab bringt, gegen Krebs wirkt, sogar kreativ macht und uns dahin bringen kann, wohin wir schon immer wollten: zu uns selbst.

Leben heißt Bewegung

Schon der erste Moment unseres Universums, soweit wir diesen Moment heute verstehen können, war das Ergebnis einer Bewegung. Ernst Peter Fischer, Professor für Wissenschaftsgeschichte an den Universitäten Konstanz und Heidelberg, findet diesen Gedanken so überzeugend, dass er mit ihm das Standardmodell der Physik auf den Kopf stellen will. »Bislang soll etwas da sein, das sich dann in Bewegung setzt«, schreibt er:

> **»Aus dem Sein entsteht das Werden. Warum nicht umgekehrt aus der Bewegung das Sein erklären, das also, was ist?«**

Heißt: Drehen wir die Bilder in unserem Kopf doch mal um. Am Anfang stand eben nicht ein toter Klotz, auf dem sich aus irgendwelchen seltsamen Gründen irgendwann Leben tummelte. Sondern andersherum: Am Anfang tummelte sich etwas. Quanten. Und daraus entstand erst der Klotz.

Alles bewegt sich

Ein faszinierender Gedanke: Im Inneren sind die Bestandteile der Atome, die allerkleinsten bekannten Teilchen, selbst keine Dinge mehr. Sondern reine Bewegung. Quantenfluktuation. Die Stringtheoretiker stellen sich an dieser Stelle schwingende, unfassbar kleine, eindimensionale Saiten vor. Eine Schwingung, aus der unsere gesamte Welt aufgebaut sein soll. Schwer zu fassen … auch für die theoretische Physik.

Schauen wir danach, wie das erste Leben auf unserer Erde entstanden ist, sehen wir wieder: Bewegung. Atome fügen sich zu immer größeren, komplexeren Formationen zusammen. Zu Molekülen. Schließlich entstehen Bakterien, Viren, Einzeller – in deren Inneren sich wieder jede Menge bewegt. Das Leben pflanzt sich aus sich selbst fort.

Schon immer. Bis heute.

Wandern, bis das Eis kommt

Aus der Archäologie wissen wir, dass es vor 2,8 Millionen Jahren schon Frühmenschen der Gattung Homo gab. Vielleicht schon länger, die ältesten Knochenfunde stammen jedenfalls aus dieser Zeit. Es gab ganz unterschiedliche Arten von Menschen. Manche, zum Beispiel die auf der indonesischen Insel Flores, waren so klein wie Hobbits.

Die meisten wanderten. Wahrscheinlich seit 100 000 Jahren machten sich immer wieder Homo-sapiens-Gruppen auf den Weg von Afrika Richtung Arabien und weiter in den Norden. Etliche Gruppen starben aus. Oder wurden auf ihrem Weg durch die Welt gestoppt. Zum Beispiel von Eis: Vor gut 24 000 Jahren überzogen immer mehr Gletscher ganz Europa. Der Kontinent entvölkerte sich. Mehrere tausend Jahre lang konnten nur die überleben, die sich an die Küsten Südeuropas gerettet hatten. Also genau dorthin, wo wir heute gerne unseren Urlaub verbringen. Und wo schon Nietzsche spontan aus einem Leben im Leidensmodus mitten hinein ins Vergnügen gesprungen war.

Der Mensch war in Europa schon mal ausgestorben

Vor etwa 14 500 Jahren wurde es dann wieder so warm, dass neue Menschengruppen aus dem Südwesten und Südosten in das menschenleere Europa wandern konnten, und ungefähr vor 8000 Jahren erschienen die ersten frühen Ackerbauern auf der Bildfläche. Sie kamen aus dem Norden Griechenlands und aus dem nordwestlichen Teil der Türkei. Liefen zu Fuß. Zehntausende Kilometer. Und brachten eine neue Kultur mit.

Ein wichtiger Antrieb war der Hunger. Das war der ursprüngliche Impuls, täglich zu laufen. Unsere sammelnden und jagenden Vorfahren mussten täglich fangen, fischen, Wurzeln ausgraben. Um zu überleben. Die ganz frühen Bauern beackerten ihre Felder und bauten ihre Häuser mit einfachsten Werkzeugen und höchstem Körpereinsatz. Damals war die Sache ganz einfach. Da gab's keinen inneren Schweinehund. Da gab's den Hunger. Erbärmlichen Hunger.

So erbarmenswert es im Einzelfall immer auch ist: Wanderung und Flucht sind menschliche Grundkonstanten. Nur so lässt es sich erklären, dass wir Europäer heute Gene in uns tragen, die aus mindestens vier unterschiedlichen Quellen stammen: von westeuropäischen Jägern und Sammlern, von frühen europäischen Bauern, alten Nordeurasiern und, das wissen wir erst seit kurzem, auch aus dem Kaukasus. So etwas wie »deutsche« oder gar »bayerische« Gene gibt es also nicht. Kann es nicht geben. Jeder Einzelne von uns hat einen uralten Migrationshintergrund. Dabei gehen unsere frühesten DNA-Quellen auf den Homo sapiens zurück. Einen Afrikaner.

Auch ein bisschen Neandertaler …

Unter den zahllosen frühen Menschenarten auf dem großen Erdball, von denen wir heute nur einen kleinen Teil kennen, hat er sich im Laufe der Zeit durchgesetzt. Der in Europa verbreitete und vermutlich an die Umwelt schlechter angepasste und auch mit Steinäxten und anderer Hardware schlechter ausgestattete Neandertaler starb aus – aber nicht komplett: Weil sich die Menschenarten dort, wo sie aufeinandertrafen, gelegentlich munter vermischt hatten, verdanken wir dem Neandertaler heute wahrscheinlich unsere europäischen Haut- und Haarfarben. Ein bisschen Neandertaler steckt also noch in jedem von uns.

Auf Fußmärsche eingestellt

Homo sapiens war offenbar findiger als Homo neandertalensis. Er wanderte weiter, entwickelte seine Hardware immer präziser – und heute stehen wir mit Smartphones an der Bushaltestelle.

Die Kehrseite unserer Intelligenz: Wir haben uns das Leben im Laufe der Jahrtausende immer leichter gemacht. Zuerst mit Landwirtschaft und Viehzucht, dann mit Supermärkten und Autobahnen. Unsere Körper aber sind immer noch auf Überleben unter härtesten Bedingungen eingestellt: Tausende Kilometer wandern, frieren, hungern. Darauf ist unser Organismus gefasst.

Aber nicht auf Luxus.

Kein Wunder, dass den fliehenden Menschen, die jüngst zu Fuß und in einfachsten Booten unfassbare Distanzen überwunden haben, viele der großzügig gespendeten Kleidungsstücke nicht passten. Wer, zurückgeworfen auf seine nackte Existenz, unter härtesten Bedingungen Tag und Nacht wandert, der ist drahtig. Ausgemergelt. Da kann einem bei der direkten Begegnung am Bahnhof schon mulmig werden, wenn man im ordentlichen Anzug mit dem Rollkoffer von der Arbeit kommt, bei der man den ganzen Tag gesessen hat.

Wer wandert, bleibt schlank

Denn, seien wir mal ganz ehrlich: Hätte man selbst eine solche Strapaze überlebt? Verstehen Sie mich nicht falsch: Ich will an dieser Stelle die Fähigkeit des Menschen, unter widrigsten Umständen enorme Strecken zurückzulegen, weder verklären noch glorifizieren. Ich will nur sagen, und aus der Perspektive der Molekularmedizin ist es schlicht ein Faktum: Wer wandert, der hat keinen BMI von 40, der hat keinen angefutterten Diabetes, kein durch Bewegungsmangel ausgelöstes Hüftleiden und auch kein durch Dauer-Serien-Schauen verwirrtes Hirn. Der hat durchaus andere Sorgen.

Nur wer läuft, kann erleben

Fakt ist: Sobald wir uns bewegen, wächst das neuronale Netz, die Gehirnzellen im Gedächtniszentrum Hippocampus vermehren sich, die Hirndurchblutung verdoppelt sich. Das Gehirn wacht auf. Wer das selbst erlebt hat, der weiß, was ich meine.

Es ist auch nachweisbar: Professor Kempermann vom Forschungszentrum für Regenerative Therapien Dresden und vom Deutschen Zentrum für Neurodegenerative Erkrankungen ist das mit einem Mäuseversuch gelungen. Er hat genetisch identische Mäuse genommen. Hat die in gleicher Umwelt miteinander leben lassen. Und fand heraus: Die Tiere entwickelten sich individuell. Je nachdem aber, ob eine Maus zufällig ein bisschen mehr herumgelaufen ist, hatte sie »deutlich mehr Nervenzellen im Hippocampus gebildet« – und sich dann für den Rest ihres Mäuselebens anders verhalten. »Wer sich viel bewegt, der kann auch viel erleben«, erklärt Kempermann. Faszinierend:

> »Das Gehirn eines aktiven Individuums produziert gleichsam im Voraus Nervenzellen, um die vielen Erfahrungen verarbeiten zu können.«

Laufen verändert das Denken

Das heißt: Was Mäuse erfahren und wie sie leben, hat einen direkten Einfluss darauf, wie ihr Gehirn gebaut ist. Der Schluss liegt nahe, dass es bei uns Menschen ganz genauso ist. Ich sage: Ist das nicht wundervoll? Dieser erneute Beweis? Lauf los und du … veränderst dein Gehirn? Und so besonders wichtig: bei genetisch völlig identischen Individuen in völlig identischer Umwelt.

Man hat sein Leben, in dem Fall das Gehirn, eben doch selbst in der Hand. Entweder man läuft – jetzt gleich! – los oder man lässt es. Das war's eigentlich schon.

Laufen. Weit laufen. Das ist also ein weiterer Schlüssel zur Gesundheit.

Durch die Welt federn

Fragt sich nur noch: Wie sind die denn gelaufen, die frühen Menschen? Wissen wir nicht ganz genau. Wir wissen aber, wie unsere haarigen Verwandten laufen, und können uns das sogar in unseren Breitengraden in Ruhe anschauen. Im Zoo. Also: Die Ferse der Orang-Utans berührt den Boden überhaupt nicht. Nenne ich extremes Vorfußlaufen. Schimpansen und Gorillas bewegen sich etwas anders, ihre Ferse berührt den Boden, allerdings erst am Ende der Schwungphase. Auch sie sind somit Vorfußläufer, bewegen ihren Fuß ganz automatisch »genetisch richtig« – also so, wie es seinem natürlichen Aufbau entspricht.

info +++

Gut zu Fuß

Einen Fuß kann man sich etwa wie einen Stoßdämpfer vorstellen. Es gibt in ihm zwar keine Spirale, die zusammengedrückt wird, sondern ein Geflecht auch Knochen, Muskeln und Sehnen, die ähnlich wirken. Der menschliche Fuß besteht aus 26 Knochen, sie sind über 33 Gelenke miteinander verbunden, 20 Muskeln und 114 Bänder halten das ganze System zusammen. Die Bewegung in jedem Gelenk reduziert den Aufschlag.

Fersenlauf macht Kopfschmerzen

Der frühe Homo sapiens hätte laut gelacht: Wir »Normalläufer« heute können nicht mehr natürlich gehen. Wir schlagen stattdessen bei jedem Schritt mit einem Mehrfachen des eigenen Körpergewichtes auf unserer armen, kleinen Ferse auf. Peng!

Der Aufschlag breitet sich im ganzen Körper aus. Wer das nicht glaubt, der braucht nur einmal barfuß so über den Asphalt zu rennen, als hätte er supergefederte Sportschuhe an. Also immer hart mit der Ferse zuerst. Weil unser Gehirn nicht so mit Stoßdämpfern aufgehängt ist wie das Hirn eines Spechts, bekommen wir von derartigen Aufschlägen Kopfschmerzen!

Dass wir das Gehen erst gar nicht richtig lernen, liegt am großen Erfolg der hiesigen Schuhindustrie – natürlich in Kombination mit den eher geringen Temperaturen in unseren Breitengraden. Wenn wir unseren Kindern schon im zartesten Alter Schuhe anziehen, die die Beweglichkeit des Fußes einschränken, lernen sie gleich zu stampfen. Statt zu federn. Anders in Neuseeland: Hier laufen bis heute viele Kinder auf dem Land hauptsächlich barfuß. Gute Idee!

Oder schauen wir uns Kenia an. Auch dort: Nicht überall softe High-Tech-Laufschuhe. Sondern die besten Marathonläufer der Welt, die lange Trainingsläufe selbstverständlich auch mal barfuß absolvieren. Exzellente Läufer, von denen Phil Maffetone, einer der besten Marathontrainer der Welt, mit Hochachtung spricht. In seinem Buch mit dem treffenden Titel »1:59« schreibt er:

> **»Denn wer barfuß joggt, setzt den Fuß schonend auf und stampft nicht ungelenk mit der Ferse auf, wie es sich Wohlstandsläufer in butterweich gepolsterten Schuhen angewöhnt haben.«**

Wohlstandsläufer! Was für ein wunderbares Wort.

Vorfußlauf heilt

Wohlstand kann allerdings auch bedeuten: Schmerzen beim Laufen. Weil sinnlos trainiert wird. Genetisch nicht korrekt. Das führt zu Muskelschmerzen in der Wade. Das sogenannte chronische funktionelle Kompartmentsyndrom im Unterschenkel ist das Ergebnis einer Überbelastung, die bei Leistungs- oder Hobbysportlern nach langen Läufen auftreten kann. Ebenso auch bei Soldaten, wenn sie sehr lange Fußmärsche absolviert hatten.

Durch das Übertraining kommt es zu einer vermehrten Ansammlung von Flüssigkeit in der Muskulatur. Das passiert, weil der Körper mehr Sauerstoff haben will, die Muskeln deshalb mehr Wasser aus dem Blut aufnehmen, in der Folge das Blut verdickt und die Erythrozyten-Konzentration steigt. So kann tatsächlich mehr Sauerstoff transportiert werden – allerdings gelingt es dem Muskel in einigen Fällen nicht, die zusätzlich aufgenommene Flüssigkeit wieder loszuwerden.

Übertraining vermeiden

Kommt der Muskel mit seinem Platz nicht mehr aus, dann erhöht sich der Druck, dann wird der Muskel eingeklemmt, gequetscht. Das tut weh, das kribbelt, manchmal kommt es sogar zu einem Taubheitsgefühl. Dagegen ist kaum ein Kraut gewachsen: Das Hochlagern hilft nicht, passive Bewegung (etwa Massage!) schmerzt, ebenso Stretching, Elektrotherapie oder die Behandlung mit Entzündungshemmern – das alles hilft nicht zufriedenstellend.

Operationen können vermieden werden

Abhilfe? Operation. Faszien aufschneiden – also das Bindegewebe, das den Muskel fest umhüllt und das bei vernünftigem Training mitwächst. Bei unvernünftigem Übertraining aber eben zu eng wird wie eine zu klein gewordene Socke. Ein solcher chirurgischer Eingriff nimmt zwar erst einmal den Druck, etlichen Patienten geht es aber nach dem Eingriff langfristig nicht besser. Und jetzt? Macht die Medizin glücklicherweise doch Fortschritte.

Eine Gruppe von Militärärzten des Keller Army Community Hospital, West Point, New York, testete im Jahr 2012, ob sich das Kompartementsyndrom durch Vorfußlauf heilen lässt. Um es gleich vorwegzunehmen: Ja. Das funktioniert.

Für die genannte medizinische Studie brachten die Forscher zehn betroffenen Soldaten die Technik des Vorfußlaufens bei. Im Anschluss daran wurden die Laufstrecken verlängert und die Laufgeschwindigkeit erhöht. Und siehe da: Ein Jahr nach der Einführung des neuen Laufstils berichteten alle Teilnehmer, sie könnten wieder normal Sport treiben, und das schmerzfrei!

Langsam beginnen!

Die durchschnittliche Laufstrecke hatte sich um 300 Prozent erhöht. Der erhöhte Druck im Muskel sank von 78,4 auf 38,4 mmHg (Millimeter Quecksilbersäule). Die Ärzte machen das bewusste und schonend eingeführte Vorfußlaufen für diese Heilung verantwortlich. Das Vorfußlaufen kann auch bei anderen Knie- und Fußgelenksproblemen oder auch bei Ermüdungsfrakturen zur Heilung beitragen, so die Einschätzung der New Yorker Wissenschaftler.

Noch einmal: Operation vermieden. Durch schlichtes, simples, sehr langsam trainiertes natürliches Laufen. Wobei das »sehr langsam« existenziell wichtig ist. Wer gleich volle Kraft auf Vorfußlauf umstellt, fängt sich leicht Probleme mit der Achillessehne ein … So wie dieser hoch motivierte Leser:

»Habe mir nun, nachdem ich Ihr Buch ›Laufend gesund‹ gelesen habe, ein paar Laufschuhe gekauft und bin losgerast … 20 Minuten auf dem Vorfuß. Konnte danach eine Woche lang nur noch humpeln. Beim zweiten Versuch habe ich Ihren Ratschlag befolgt, es nur eine Minute zu tun. Klappte dann eindeutig besser. Trainiere nun meine Wadeln auf.«

Also: Immer schön langsam! Bei hohem BMI, also Übergewicht, wird das »sehr langsam« noch wichtiger. Logisch: Dann müssen Sehnen und Muskeln mehr Gewicht stützen können, und damit sie das überhaupt können, müssen sie noch stärker trainiert werden. Leichtgewichte federn leichter.

Kämpfen heißt tanzen

Dass Vorfußlauf nicht nur Waden heilen kann, sondern auch die Knie, habe ich von einem Kampfsportler erfahren. Der mir schrieb:

»Im Kampfsport bekommt man Schädigungen am Knie in der Regel nur, wenn man mal eine falsche Bewegung macht. Ich habe noch nie gehört, dass ein Kampfsportler Knieprobleme aufgrund einer Überlastung bekommen hat, und das, obwohl unser Oberkörper im Vergleich zu einem Läufer oder Fußballer verhältnismäßig schwer ist.«

Kampfsportler sind es gewohnt, auf dem Vorfuß zu stehen, zu laufen und vor allem: zu kämpfen! Sie tänzeln im Kampf um den Gegner herum oder springen im Training in einer Minute locker über 100 Mal über ein extrem schnell schwingendes Seil. Das ist überhaupt nur mit der Vorfußtechnik möglich. Nur so können Kampfsportler die nötige Schnelligkeit entwickeln, um dem Gegner den einen entscheidenden Schritt voraus zu sein. Weil durch diese Kampftechnik und das Seiltraining die Muskulatur unterhalb und oberhalb des Knies maximal entwickelt wird, können Knieprobleme erst gar nicht entstehen.

Heißt allerdings umgekehrt: Kampfsport bitte nur mit trainierten Knien ausprobieren …

Einfach langsam anfangen

Und wie kommt ein Mensch dahin? Zu gesund trainierten Waden und Knien? Zumal dann, wenn er sportlich vollkommen unambitioniert und außerdem längst jenseits jeglichen Normalgewichts gelandet ist? Wie bringt man einen solchen Menschen zur täglichen, genetisch korrekten Bewegung? Ich habe sehr viel ausprobiert, und diese zwei magischen Sätze haben sich im Laufe der Dekaden als erfolgreich erwiesen:

1. **Stehen Sie bitte auf. Jetzt.**
2. **Trippeln Sie bitte auf der Stelle. Jetzt.**

Das kann jeder. Das schafft jeder eine Minute lang. Jetzt. Es ist wirklich keine Kunst. Einfach auf der Stelle trippeln. Ganz Mutige können eine zweite Minute anhängen und sich möglichst langsam vorwärtsbewegen. Mit schnellen kleinen Trippelschritten.

Ein bisschen beweglicher …

Durch den Trick des Trippelns, den Trick der minütlichen Steigerung gewöhnt sich die müde Wade und die ungenutzte Achillessehne nach und nach an die zugegeben zuerst belastende Bewegung des Vorfußlaufes. Muskulatur und Sehnen werden langsam »eintrainiert«. Das strengt nicht an, das fühlt sich sogar sehr gut an. Man ist danach ein bisschen beweglicher, ein bisschen luftiger. Und macht – ganz nebenbei – eben die Entdeckung: Der Mensch trippelt auf dem Vorfuß. So wie das ein Elefant (!) auch tut.

info + + +

Trippeltraining

Das Trainingsprogramm ist denkbar einfach:

1. Tag: Eine Minute trippeln. Im Wohnzimmer.
2. Tag: Zwei Minuten trippeln. Im Wohnzimmer.
3. Tag: Drei Minuten trippeln. Beim Trippeln im Wohnzimmer aus dem Fenster schauen.
4. Tag: dito.
5. Tag: Fünf Minuten trippeln. Draußen. (Erfahrungsgemäß wird jedem die Sache im Wohnzimmer zu blöd: dann lieber das Haus verlassen.)
6. Tag: Sechs Minuten um das Haus herum trippeln.
7. Tag: Sieben Minuten lang um den Block trippeln.
Danach: Einfach immer weitertrippeln. Wer das schafft, ist schon jetzt ein Läufer. Mit Konsequenz sogar schon ein Marathonläufer.

So bekommen Sie von Anfang an das gute Gefühl: Laufen ist leicht. Was reden die anderen immer so? Die anderen? Die wollen zu schnell zu viel. Die laufen gleich los, am schlimmsten in der Gruppe. Wollen sich beweisen, dass sie schon am ersten Tag eine halbe Stunde schaffen. Schneller, als ihnen guttut. Und hören folgerichtig sehr bald mit diesem Unfug auf.

Das Ziel heißt Laufreflex

Schlauer ist es, sich von unten her anzupirschen, ganz langsam ans Ziel heran. Das Ziel? Merkt der Mensch typischerweise in der vierten Woche. Das Ziel heißt Reflex. Zähneputzen ist ein Reflex. Wir brauchen uns nicht täglich neu aufzuraffen, um die Zahnbürste in die Hand zu nehmen. Frühstücken ist ein Reflex. Wir brauchen uns nicht jeden Tag neu zu überzeugen, die Kaffeetasse zur Hand zu nehmen.

Das Geheimnis also ist der Reflex. Der Automatismus. Und wie kriegt man den? Ganz einfach: indem man etwas vier Wochen lang täglich zur gleichen Zeit tut. Und wenn man keine Lust hat?

Kleiner Trick: Laufschuhe ans Bett stellen. Dann den Wecker früh stellen, in die Schuhe fallen, loslaufen. Wichtig: Nicht erst die Zähne putzen oder gar duschen und frisieren. Denn das kostet zwölf Minuten, und in dieser Zeit machen sich garantiert 14 Ausreden breit, warum gerade heute ausnahmsweise keine Zeit zum Laufen ist.

Also: Nicht losdenken, sondern loslaufen, vier Wochen lang, dann ist der Laufreflex eingespurt. Das Laufen gehört dann wie das Atmen zum Leben. Der Körper wird es automatisch wollen. Wird drauf bestehen. Plötzlich gibt es auch keinen inneren Schweinehund mehr.

Das ist die Vollkommenheit unseres Körpers. All die Tricks und Kniffe stecken doch schon in uns drin. Dann nutzen wir sie doch einfach! Wie diese Mutter, die mir aus den USA geschrieben hat:

»Bin soeben über das forever young Leichtlauf-Programm-Buch gestolpert, als ich alte Umzugskisten aus Deutschland ausgepackt habe. Ich hätte nie gedacht, dass ich je Interesse am Laufen haben würde. Habe aber genau so gehandelt, wie von Ihnen vorgeschlagen: Ein altes Paar Turnschuhe neben das Bett gestellt. Und am nächsten Morgen einfach losgelaufen.

Das war 1999. Mit vier Kindern zwischen 0 und 18 Jahren. Laufen hat mir geholfen, nicht meinen Verstand zu verlieren. Als berufstätige Mutter, Ehefrau, in jeder Hinsicht.

> Meine Geschichte ist nicht spektakulär. Einige 5 km, 10 km und Halbmarathons, ein Marathon, aber vielmehr das regelmäßige Laufen morgens, mehrmals wöchentlich, 30 bis 45 Minuten lang ... wie viel besser ich mich fühlte, kann ich in Worten nicht beschreiben.
> Ich würde mich freuen, wenn Ihnen diese E-Mail ein kleines Lächeln schenken würde, denn ich bin Ihnen ehrlich dankbar dafür, dass Ihre Literatur mir dazu verhalf: mein Leben umzukrempeln, meine Ernährung umzustellen, meine Kinder anders zu erziehen, zu aktiveren Menschen, meinen Mann und seine Gesundheit zu verändern, mehr Lebensqualität für mich und die Menschen um mich zu schaffen. Bewusster zu leben. Glücklicher zu sein.
> Ich hoffe, dieser kleine Brief erreicht Sie bei guter Gesundheit. Für alles, was Sie für mein Leben getan haben, bin ich Ihnen zutiefst dankbar.
> Grüße aus Charleston

Natürlich freue ich mich über solche Briefe. Und sende ganz herzliche Grüße zurück nach South Carolina!

Wohlstandslauf mit Gummischuh

Die Läuferin ist also mit einem »alten Paar Turnschuhen« gestartet. Warum auch nicht? Sportgeschäfte sehen das natürlich ganz anders. Sehr schön auf den Punkt gebracht von einem Leser der Zeitschrift *Focus:*

> »Sport? Das war mal. Inzwischen hat man uns erfolgreich beigebracht: Laufen ist in erster Linie ein medizinisches Problem. Der Fuß ist eine Krankheit und der Laufschuh die passende Krücke dazu.«

Jetzt frage ich: Wie konnte die Menschheit 200 000 Jahre ohne Laufbanddiagnose und Fußabdruck überleben, wenn die Füße von Natur aus angeblich ein orthopädisches Problem darstellen?

Dass der Fokus auf den Fuß als Problem und den Schuh als orthopädisches Gerät wenig sinnvoll ist, haben US-Forscher in einem Versuch gezeigt: Sie ließen 1400 Marinesoldaten, darunter Männer und Frauen, zwölf Wochen lang in gepolsterten Spezialschuhen mit Einlagen laufen, die genau an ihre Füße angepasst worden waren. Und eine Vergleichsgruppe in ganz normalen Schuhen. Das Ergebnis: Keine der Gruppen hatte am Ende weniger Verletzungen. Also Blasen, Schmerzen, Sehnenentzündung und so weiter. Kein Unterschied!

Das heißt für die Umsetzung im Alltag: Gehen wir doch einfach in das Sportschuhgeschäft, wählen wir den schönsten (!) Schuh, also den Schuh, der uns fröhlich ansieht, und wenn der dann auch noch passt (wissen wir nach zehn Sekunden), nehmen wir den.

Für diesen, von vielen als etwas flapsig wahrgenommenen Rat habe ich oft Kritik geerntet. Das müsse man doch viel ernster nehmen. Da müsse man doch messen und nachgucken. Nun ja … Ich sage: Die Evolution verrät uns, dass Schuhe die Krankheit sind. Nicht der Fuß.

Laufend gesund

Der Mensch hat die Welt zu Fuß erobert. Ein anstrengendes Unterfangen, ja, aber genau diese Anstrengung hat ihm auch eine solche Kraft gegeben, dass er immer weiterwandern konnte. Gesund. Und munter.

Dass Laufen ein wesentlicher Schlüssel zur Gesundheit ist, wurde in den Jahren 1991 bis 2000 an der Universität Berkeley, Kalifornien, im Detail bewiesen. Das sensationelle Resultat wurde 2015 veröffentlicht. Es schlägt alles, was die forschende Pharmaindustrie in den letzten 100 Jahren entdeckt und entwickelt hat. Demnach wirkt das simple Rezept »Laufen« gegen:

- Gehirntumor
- Nierenkrebs
- Brustkrebs
- Sterblichkeit an Lungenentzündung

- Sterblichkeit an Sepsis
- Herzrhythmusstörungen
- chronische Nierenleiden
- Prostatavergrößerungen
- Gallenblasenerkrankungen
- Gicht
- Dickdarmdivertikel
- Makuladegeneration

Dieses Wunderrezept wurde freilich nicht von Menschen entwickelt, sondern von der Natur. Der Mensch hat es lediglich gefunden – eigentlich müssen wir sagen: heute *wieder*gefunden – und in den »National Runners' and Walkers' Health Studies« unter die Lupe genommen. Die Studien umfassen insgesamt 150 000 Teilnehmer und sind damit eine der größten epidemiologischen Studien der Welt.

Beeindruckend. Aber, ganz ehrlich: Mich stören die Prozentangaben in der Originalstudie. Weil ich weiß, wie die zustande kommen. Da wird zum Beispiel dreimal die Woche gelaufen und damit das Brustkrebsrisiko um 41 Prozent gesenkt. Tja. Und wenn die Damen zwölfmal pro Woche gelaufen wären? Will sagen: All die angegebenen Prozentzahlen geben nur einen Trend, eine Richtung an. Ich denke immer wieder an die von mir so bewunderten Indianer, an die Inuit, die Massai, die Kung. Natürlich mag da auch ein wenig romantische Verklärung mitspielen – aber nachweislich gibt es und gab es bei diesen Menschen weniger Zivilisationskrankheiten als heute hier bei uns. Und viel mehr Bewegung, gezwungenermaßen, um auf traditionelle Weise Nahrungsmittel zu beschaffen. Da kommt es eben nicht zu einem dicken Rettungsring um die Hüften. Das geht so gar nicht. Hier greifen Bewegung und Ernährung genetisch korrekt ineinander.

Das Immunsystem will arbeiten

Fragt sich nur, warum das Laufen einen derartig positiven Effekt auf unsere Gesundheit hat. Eine Antwort liefert das Immunsystem – und da müssen wir ein wenig um die Ecke denken:

Intensives Ausdauer- wie auch Krafttraining führen zu kleinen Verletzungen im Gewebe, zu kleinen Muskelfaserrissen. Diese aktivieren das Immunsystem, es kommt zu lokalen Entzündungen. Entzündungen kann man auch als das Aufräumen des Körpers verstehen. Kaputte Zellen werden weggeschafft. Zusätzlich dringen auch vermehrt Fremdkörper über die Luft in den Körper ein, wenn ein Läufer über Stunden tief ein- und ausatmet.

Wahrscheinlich gibt es noch etliche andere Gründe – diese beiden, Entzündung und Fremdkörper, führen aber dazu, dass Antikörpermoleküle wie die Immunglobuline D und M nach einem Ultramarathon in verminderten Mengen vorliegen, Immunglobulin G sich dagegen aber vermehrt.

Jetzt die große Frage: Wenn also die Messungen des Immunsystems nach einem Marathon oder Ultramarathon auf eine starke Immunantwort hinweisen, das Immunsystem also auf Hochtouren arbeitet und sich dadurch nicht mehr so gut um die vielen anderen, täglich hineinströmenden Bakterien, Viren oder Fremdkörper kümmern kann, dann müsste der Sportler doch krank werden?

Erstaunliche Antwort: Er wird nicht krank. Typischerweise sind Läufer viel gesünder als Menschen, die nicht laufen. Die nach Training und Wettkämpfen auftretende Immunantwort ist also gesundheitsfördernd. Warum genau das so ist, können wir im Moment noch nicht erklären. Vermutlich hat es etwas damit zu tun, dass sich Immunglobuline in andere Arten von Immunglobulinen verwandeln können. Und dass das Immunsystem im intensiven Kontakt mit Antigenen an Gedächtniszellen gewinnt.

Außerdem steigt bei Anstrengung der Adrenalinspiegel an, Noradrenalin auch. Wahrscheinlich stimulieren diese Hormone ebenfalls das Immunsystem, insbesondere werden neue Lymphozyten (weiße Blutkörperchen) gebildet. Und so steigt die Konzentration der Wachstumsfaktoren, die bei der Bildung neuer Antikörper ebenfalls eine entscheidende Rolle spielen.

Eine Immunantwort, durch extremen Sport hervorgerufen, hält also gesund. Ähnliche Zusammenhänge kennen wir von Muskeln, von den

Knorpeln im Knie und anderswo. Auch diese bleiben dann jung, wenn man sie herausfordert. Richtig stresst. Und nicht, wenn man sie vorsichtig hochlagert. Auf dem Sofa.

Laufen gegen den Krebs

Eine neue kanadische Langzeitstudie belegt, dass das Risiko, an Prostatakarzinom zu sterben, halbiert wird, wenn man nach der Diagnose viel Sport treibt. Für diese Studie wurden 830 Männer ab dem zweiten Jahr nach ihrer Krebsdiagnose beobachtet – im Schnitt 15,5 bis 17 Jahre lang. Die Ergebnisse sind eindeutig:

- In der Gruppe mit der geringsten Bewegung starben mehr als doppelt so viele wie in derjenigen mit der höchsten körperlichen Aktivität.
- Von den aktivsten Teilnehmern waren bis Studienende rund ein Drittel gestorben, von den Couch-Potatoes hingegen drei Viertel.

Natürlich gibt es auch Menschen, die viel im Garten tätig sind. Oder auf dem Bau arbeiten. Oder »viel unterwegs« sind. Nützt das? Ist das vergleichbar mit Joggen in der Freizeit? Antwort: Ist es nicht. Einen statistisch klaren Effekt gab es nicht bei der Untersuchung der beruflichen Aktivität der Teilnehmer. Sondern nur dann, wenn die Gesamtaktivität gemessen wurde. Also Joggen inbegriffen. Heißt also in diesem Fall: Es ist eher das Joggen, weniger die Gartenarbeit, die uns vor dem Tod durch Prostatakarzinom rettet.

Ich bin sicher, dass man dieses hübsche Ergebnis nicht nur auf andere Krebsarten, sondern auf Zivilisationskrankheiten ganz allgemein übertragen kann. Aber für eine Studie braucht man nun einmal zunächst einen klaren Ausgangspunkt. Hier Prostatakarzinom. Heißt zusammenfassend:

Lauf um dein Leben! Jeden Tag!

Man lebt ja auch jeden Tag und nicht nur jeden zweiten.

Ähnliche Ergebnisse gibt es übrigens zum Thema Darmkrebs (Dezember 2009. Im Arch Int Med). Zum Beispiel hat man 668 Männer mit

Darmkrebs nach Operation und Chemo überredet, wöchentlich sechs Stunden lang Sport zu treiben. Sanften Sport. Ergebnis: Die bewegten Patienten hatten eine um 53 Prozent höhere Chance, nicht erneut Darmkrebs zu bekommen oder gar zu sterben im Vergleich zu den Patienten, die sich nicht bewegt hatten.

Oder nehmen Sie den Brustkrebs. Die Direktorin der Universitäts-Frauenklinik München, Prof. Marion Kiechle, berichtet, dass acht Stunden Sport pro Woche die Inzidenz (Häufigkeit von Neuerkrankungen) des Mammakarzinoms um 50 Prozent senkt. Also nur noch halb so viel Operationen, Chemotherapie, Leid und Tränen. Allein durch Bewegung. Acht Stunden! (Hand aufs Herz: Wer tut das tatsächlich?)

Solche Ergebnisse gibt es auch zum Thema Krebs insgesamt. Im Zeitraum 1996 bis 2008 führten die Forscher Chi Pang Wen und Jackson Pui Man Wai in Taiwan eine gigantische Studie durch. Teilnehmerzahl: 416 175 Menschen. Nach durchschnittlich acht Jahren Beobachtungsdauer pro Fall zeigte sich: Schon moderater Sport, zum Beispiel also Joggen, verringert die Sterblichkeit, verlängert das Leben, verringert Krebshäufigkeit. Und zwar nach der einfachen Formel: je mehr, desto besser. Genauer:

- 15 Minuten Sport täglich führte zu einer 14 Prozent geringeren Sterblichkeit.
- Mit jeden zusätzlichen 15 Minuten Joggingzeit täglich sank die Sterblichkeit insgesamt um weitere vier Prozent und die
- Krebssterblichkeit immerhin um einen zusätzlichen Prozentpunkt.

Laufen also. Hilft praktisch gegen alles. Sogar gegen MS.

Der Multiplen Sklerose davonlaufen

Multiple Sklerose ist immer noch eine rätselhafte Erkrankung. Verläuft in Schüben, lässt sich manchmal gut, manchmal weniger gut aufhalten. Das macht Angst. Typischerweise geht MS mit Kribbeln in Armen und Beinen einher, schlimmstenfalls sind die Patienten irgendwann gelähmt. Können keine zehn Meter mehr gehen.

Eine MS-Patientin kam mit sehr starken Nervenschmerzen und Gliederschmerzen in meine Praxis, litt unter extremer Müdigkeit und seit vier Wochen (!) unter Schwindel. Dass sie weinte, wunderte mich nicht. Da fühlte und weinte meine Seele mit … Wie es sich anfühlt, als Mensch »ganz unten« zu sein, das weiß ich seit einem lebensgefährlichen Sportunfall aus eigener Erfahrung.

Vier Wochen später schreibt mir die Patientin in einem Brief, dass immer noch Tränen fließen, aber nun »vor Erleichterung, da die Ängste nach und nach abfallen« und sie »mental stark aufbaue«. Weil sie mehr Kraft in den Beinen habe, weil sie ihre Hände wieder spüre, die extreme Müdigkeit verschwunden sei. Wie sie das geschafft hat?

60 Minuten joggen täglich. Plus massive Einnahme der in ihrer Lage notwendigen Nahrungsergänzungsmittel.

Besonders wichtig ihre Worte: Die »furchtbare Angst vor dieser Krankheit wird immer weniger«. Ein wundervoller Satz. Nur darum geht es. Es geht darum zu wissen, tief innerlich zu wissen, dass es Licht am Ende des Tunnels gibt. Genau das nehme ich vielen Vertretern der sogenannten Schulmedizin übel. Die sich ja wirklich bemüht. Aber häufig zu wenig Hoffnung vermittelt.

Hoffnung? Woher auch? Was für Verläufe erlebt denn der Assistenzarzt in der Neurologischen Klinik? Was sieht denn der niedergelassene Neurologe da draußen? Hilflose Menschen, die immer kränker werden. Weil er Jogging, Vitamine, Mineralstoffe, Eiweiß und Meditation als seriöser Arzt nicht verschreiben mag. Obwohl die Wirkung enorm ist. Stattdessen Cortison und Interferon ins Spiel bringt. Obwohl die Nebenwirkungen enorm sind.

Gesunder Herzschrittmacher

Gehen wir jetzt zu einer noch häufigeren Todesursache, den Herz-Kreislauf-Erkrankungen, also der Arteriosklerose mit Herzinfarkt und Schlaganfall. Die häufigste Todesursache in Deutschland.

Seit der berühmten Framingham-Studie und den wissenschaftlichen Arbeiten von Harvard-Professor Leaf wissen wir, dass Gesellschaften mit einem Cholesterinspiegel unter 150 mg/dl praktisch keinen Herzinfarkt kennen. Keine Gefäßerkrankungen kennen.

Am Cholesterin selbst aber liegt es nicht! Diese Annahme war ein grober Irrtum. Cholesterin ist nur ein Parameter für eine ganz bestimmte Lebensweise. Wir kennen insgesamt mindestens sechs messbare Gefäßrisikofaktoren, wovon nur einer das oxidierte LDL-Cholesterin ist.

Gesamtcholesterin für sich genommen heißt bewusst Risikofaktor. Heißt nicht »tödlicher Faktor«. Ist nur ein Risiko. So, wie zahlreiche Gene eben ein Risiko sind. Kann man also in den Griff bekommen.

HDL-Cholesterin für »high density lipoprotein« ist das »gute« Cholesterin. Haben wir oft genug gehört. Und nur das böse, das LDL-Cholesterin (für »low density lipoprotein«), kann gefährlich werden. Bitte beachten Sie das »kann«.

LDL-Cholesterin wird eben erst dann gefährlich, wenn gleichzeitig **Lipoprotein (a)** vorhanden ist. Ein genetisch fixierter Faktor. Der scheußlichste Risikofaktor für Herzinfarkt, den wir kennen. Uns nahegebracht vom doppelten Nobelpreisträger Linus Pauling.

Lipoprotein (a) zusammen mit dem fast baugleichen LDL-Cholesterin ist tatsächlich der Stoff, der die Blutgefäße von innen verstopft.

Dieses Zusammenspiel ist entscheidend. Bereits 1990 wunderschön aufgezeigt in der folgenden Tabelle. Dort geht es um Menschen mit (angeborenen) sehr hohem Cholesterin von fast 400. Die trotzdem völlig gefäßgesund sein können. Weil ein 400er Cholesterin tatsächlich erst dann gefährlich wird, wenn zusätzlich Lipoprotein (a) erhöht ist. Zusätzlich!

	gesund	**herzkrank**
Gesamtcholesterin	384 mg/dl	391 mg/dl
LDL-Cholesterin	318 mg/dl	314 mg/dl
HDL-Cholesterin	46 mg/dl	46 mg/dl
Lipoprotein (a)	**18 mg/dl**	**57 mg/dl**

Wir haben gelernt: Nicht Cholesterin ist gefährlich, sondern LDL-Cholesterin. Ist aber auch nicht gefährlich, wenn kein Lipoprotein (a) vorhanden ist. So sieht die Sache schon ganz anders aus.

Ist selbstverständlich immer noch nicht die ganze Wahrheit. Dieses LDL-Cholesterin zusammen mit Lipoprotein (a) muss erst mal an der Gefäßwand ankleben. Die muss also rissig sein, das heißt entzündet. Und das kann man verhindern. Man kann also alle fettigen Risikofaktoren in sich tragen, das Ankleben aber abwenden.

- **Mit genetisch korrekter Ernährung.** Sie erinnern sich an die Geschichte von den ganz frühen Menschen. Was hatten die wohl auf dem Teller? Ausschließlich Frisches, nur Bio, kaum Kohlenhydrate und insgesamt gerade genug, um zu überleben. Also ziemlich wenig.
- **Und mit viel Bewegung.** Laufen senkt den Cholesterinspiegel. Wie gesagt: Unsere Vorfahren haben Fußmärsche durch ganze Kontinente unternommen. Ohne GPS und Regen-Radar-App.

Klug, kreativ und erfolgreich

Der frühe Mensch, vermute ich, ist nicht so erfolgreich bei der Besiedlung der Welt gewesen, *obwohl* er dabei derartig weite Strecken laufen musste. Sondern: weil er so viel gelaufen ist. Fragen können wir ihn nicht, den frühen Menschen, wir können aber den Effekt untersuchen, den das Laufen auf unsere Problemlösungsfähigkeit heute hat. Und der ist groß.

Laufend bessere Ideen

Eine Studienreihe aus dem Jahr 2014 mit dem schönen Titel »Give Your Ideas Some Legs« zeigt, dass die Effizienz unserer Problemlösungen um 60 Prozent steigt, wenn wir beim Nachdenken gehen. Statt uns auf dem ergonomisch geformten Schreibtischstuhl hin und her zu drehen. Die in der Studie untersuchte Teilnehmergruppe kam jedenfalls während des Gehens und auch danach auf innovativere und zweckmäßigere Lösungen als im Sitzen. Dabei war es gleichgültig, ob die Versuchspersonen draußen an der frischen Luft oder drinnen auf einem Laufband marschierten. Die Bewegung selbst war entscheidend. Zusätzlich wirkt aber, auch das zeigte ein Versuch innerhalb der Studienreihe, die Natur positiv auf die meisten Menschen.

Wir kennen den Effekt: Von der Natur geht eine sanfte Faszination aus, die uns zurückholt in das Hier und Jetzt, ins Leben, in den eigenen Körper. Im Vergleich zu einem Spaziergang in einer städtischen Umgebung führt das Marschieren durch Wald, Felder und Wiesen zu einem stärkeren Erholungseffekt. Gehen und Laufen im Grünen wirken beruhigend und entspannend. Weil ein beruhigter Geist kreativer ist, können wir schwierige Probleme nach einem Abstecher in die Natur einfacher, schneller und besser lösen.

Eine weitere Studie aus dem Jahr 2014 konnte zeigen, dass sportlich aktive Jugendliche sich in ihrem sozialen Umfeld mehr zugehörig fühlten, dass sie weniger nervös und ängstlich waren. Sie beschrieben sich als glücklicher, sie hatten mehr Energie, fühlten sich in ihrem Körper wohler. Ähnliches zeigt sich bei Erwachsenen: Sportler sind weniger neurotisch, seltener depressiv, mehr extrovertiert und beurteilen ihre allgemeine Gesundheit durchschnittlich positiver als Nichtsportler.

Dahinter steckt ein Hormon

Hinter den positiven Effekten steckt ein Hormon. Das sogenannte Kreativitätshormon ACTH. Selbstverständlich wieder eine Kette von Aminosäuren. Ein Peptidhormon. Und dieses Hormon kann man stimulieren. Die Gebrauchsanleitung: Laufen! Lange laufen. Und zwar, das ist wichtig, bei etwa 75 Prozent vom Maximalpuls.

Das ist nicht ganz langsames Joggen. Man strengt sich schon ein bisschen an. Man kann noch ein paar Worte sprechen, aber keine Sätze. Das ist das Tempo, bei dem man nicht mehr auf die Umgebung achtet, nicht mehr die Landschaft betrachtet. Es ist das Tempo, bei dem der Blick sich nach innen richtet. Bei dem wir uns mit den Fragen und Problemen beschäftigen, die wir mit in den Lauf genommen haben. Und wo es dann plötzlich zu blitzartigen neuen Ideen kommt. Das nennt man Kreativität.

Eiweiß macht's möglich

Die kann sich allerdings nur dann frisch zu Wort melden, wenn die Chemie stimmt. Denn wenn wir etwas freisetzen wollen, muss es erst einmal auf Lager sein. Wir brauchen einen Vorrat an Bausteinen, also eine gesunde Grundversorgung mit Aminosäuren, denn aus solchen Aminosäuren besteht ACTH. Heißt: Eiweiß. Ist in Soja, in Fleisch und Milchprodukten enthalten, in Eiern und auch in manchen Hülsenfrüchten. Es ist NICHT enthalten in Brot, Pasta, Pizza. Auch dann NICHT, wenn dieses Brot, diese Pasta, diese Pizza biologisch daherkommt oder sogar vegan. Da ist kein Eiweiß drin! Wer sich hauptsächlich so ernährt, der kann Kreativitätsschübe beim Laufen nicht erleben. Sorry, wenn ich das so deutlich sagen muss.

Und eine andere Welt wird möglich

Weil nicht mehr vom Hunger getrieben, haben wir Wohlstandsläufer zumindest die Wahl: sportlich laufen oder meditativ laufen.

Ein Meditationslauf läuft sich anders, länger, leichter. Er zeigt uns, dass wir hineinlaufen können in … andere Welten. Wir können träumen beim Laufen. Wir können uns vorstellen, dass wir statt durch den Stadtpark durch die Lavawüste laufen. Oder am Strand von Fuerteventura: Rechts das türkisblaue Meer mit den Windsurfern, vor uns der wirklich goldgelbe Strand. Vielleicht gefällt Ihnen auch Manhattan.

Jeder kann durch Hawaii laufen, und zwar mitten in seinem eigenen Stadtwald. Wenn ich laufe, sehe ich vor meinem inneren Auge Palmen und Meer. Strahlend blauer Himmel. Herrlich glühende Sonne. Rechts und links bunt gekleidete Menschen. Lärm. Jubel. Glück. Dazu muss ich keinen Flug buchen – den Job macht mein Gehirn. Bei unserem alltäglichen Tun arbeitet unser Gehirn im Beta-Zustand. Es ortet Umweltreize, ordnet Geräusche ein, hört Menschen zu, reagiert auf Situationen. Beim Meditationslauf verlangsamen sich die Gehirnströme. Sie gehen über in den Alpha-Zustand. Der Effekt: Gedankenmüll fällt ab. Später öffnen sich andere Gedankenwelten, andere Gefühlswelten. Völlig neue Dimensionen.

Der Trick: Man steckt seine Gedankenenergie in sich selbst. Und färbt den Ursprung der Gedanken, der im Alltag oft so grau ist, einfach neu ein. Glücklicher, heller, farbiger.

Sehen Sie: Auch ich habe all dies nicht gewusst. Ich glaubte, in **einer** Welt zu leben, zu arbeiten und irgendwann zu sterben. **Erst das Laufen** hat mir Türchen geöffnet in völlig andere Welten. Zunächst ganz banal: Hat mich auf andere Kontinente gebracht dank der Wettkämpfe, hat mir dann gezeigt, dass tief im Geist, tief in der Seele des Menschen es noch unendlich viel zu entdecken gibt.

Dank der Verknüpfung, die wohl nur uns Menschen möglich ist: lebensnotwendiges Laufen und grenzüberschreitende Meditation.

Laufen Sie Marathon!

Deshalb werde ich jetzt ganz persönlich. Und sage: Laufen Sie Marathon! Bevor Sie jetzt gähnen, noch einmal: Laufen Sie Marathon! Mit der Zusatzinformation: Ein Marathonlauf, der im Rückblick Ihr Leben wirklich grundsätzlich umgekrempelt hat, ist typischerweise ein Lauf unter drei Stunden.

Das verstehen passionierte Läufer sofort. Das Drei-Stunden-Ziel stellt nämlich das tägliche Leben auf den Kopf. Um dieses Ziel zu erreichen, müssten Sie täglich ganz anders trainieren. Wäre das tägliche Training plötzlich erste Priorität Ihres Lebens. Alles andere käme mit weitem Abstand dahinter. Und das hätte Auswirkungen.

Sie hätten plötzlich Zeit. Vorsicht. Noch einmal. Sie hätten plötzlich Zeit. Einfach Zeit. Ich weiß, wovon ich rede: Ich war laut Stechuhr nachweisbar ein 18-Stunden-Mensch. Täglich. Auch samstags, auch sonntags. Übrigens auch Weihnachten. War mir selbstverständlich. Das Ziel: Marathon unter drei Stunden hat mich zum Sechs-Stunden-Mann gemacht. Bei gleicher Effektivität!

Effektivität kann man sehr klar und eindeutig am Konto ablesen.

info +++

Der Geldbeutel der Marathonis

In Frankfurt am Main hat man sich 2008 die Marathonis genauer angeschaut. Was sind das für Leute? Wer kann es sich leisten, so viel Zeit einfach nur in der Gegend herumzulaufen? Das Ergebnis verblüfft wahrscheinlich am meisten die Laufverweigerer aufgrund von Zeitnot. 3906 Marathonläufer wurden befragt, 35 Prozent von ihnen gaben an, in einer Führungsposition zu arbeiten. Es geht noch weiter: Diese Manager haben nicht nur die Zeit zu trainieren, sie sind auch beim Wettkampf erfolgreich: Diejenigen mit einem Jahreseinkommen von mehr als 500 000 Euro waren durchschnittlich um 16 Minuten schneller als die Geringverdiener. Erfolg ist so etwas wie eine Grundeinstellung. Man muss nur anfangen, im Job und mit dem Laufen.

Ganz bei sich

Laufen macht also klug, kreativ und erfolgreich. Aber nicht nur das: Wer läuft, der muss bei manchen Themen auch weniger nachdenken. Weil er durch das Laufen ganz automatisch auch sein Bauchgefühl trainiert. Die Intuition.

Die ist bei Entscheidungen, die das Finanzamt betreffen, genauso wichtig wie bei Entscheidungen vor dem Kühlregal im Supermarkt. Meine Beobachtung: Wer viel läuft, der steht an der Kühltheke nicht stundenlang da, der grübelt nicht und liest auch nicht das Kleingedruckte. Der kauft den Fertiggericht-Unsinn erst gar nicht, der da massenweise angeboten wird. Der kennt und isst einfach, was ihm guttut. Und das heißt auch mal: gar nichts.

Ultrafähigkeit

Anne-Marie Flammersfeld ist Ultraläuferin. Läuft also nicht nur ein bisschen Marathon, sondern alle vorstellbaren Läufe unter dem Vorzeichen »ultra«. Von ihr war in der Zeitschrift *Fit for Life* (2/2015) zu lesen, was sie von Energiegels als Laufgepäck hält. Antwort: Gar nichts hält sie davon.

Sie sagt: »Ich laufe wirklich manchmal vier bis fünf Stunden, ohne etwas zu essen.« Nun, das widerspricht der gängigen Meinung, nach der der Körper alle soundsoviele Stunden soundsoviel Energie in Form von Kohlenhydraten zu sich nehmen soll. Doch diese gängige Meinung ist Flammersfeld völlig egal. Sie vertraut stattdessen auf ihr Körpergefühl:

> **»Wenn der Magen knurrt oder die Beine zittrig werden, dann esse ich etwas – vorher nicht.«**

Interessant: Die Ultraläuferin ist überzeugt davon, dass sich die »Ultrafähigkeit des Körpers« trainieren lässt, indem man regelmäßig seine Energiereserven ausreizt. Beim Wettkampf kann der Körper dann zeigen, dass er seine Energie auch locker aus den körpereigenen Fettdepots holen kann. Statt aus der Geltube.

Und, welchem Ernährungsplan folgt Anne-Marie Flammersfeld? Wieder: gar keinem. »Ich esse übrigens so ziemlich alles, auf was ich Lust und Laune habe«, erklärt sie lapidar. »Viel Obst und Gemüse, reichlich Fisch, sehr selten Fleisch – auch beim Einkaufen höre ich auf meinen Körper.«

Scheint so verkehrt nicht zu sein, wenn man sich die Ergebnisse dieser Läuferin anschaut: Sie läuft am Nordpol, in der Wüste, auf hohen Bergen, mal 42, mal 100 und mal 250 Kilometer. Und immer ganz vorne.

Luftpumpe statt Diät

Im Prinzip hat jeder von uns in sich eine Instanz, die uns sagt, welches Essen für uns das richtige ist. Dieses ganz genau richtige Essen für uns kann völlig anders aussehen als das, was die Nachbarn so essen. Die Schwiegermutter. Und trotzdem ist es richtig so. Fragt sich nur, wie wir dieses Zentrum zum Leben erwecken. Falls wir seine Meldungen nicht mehr wahrnehmen. Der Weg ist einfach: Wir brauchen nur zehnmal mehr Sauerstoff durch den Körper zu pumpen. Täglich.

Beim Laufen.

Genau das gilt für genetisch korrektes Essen. Wenn Sie also richtig essen wollen, für sich richtig essen wollen, dann fixieren Sie sich bitte nicht nur auf das Thema Ernährung. So werden Sie den richtigen Punkt nie treffen. Beschäftigen Sie sich mit etwas anderem:

Mit Laufen.

Eine dramatische Veränderung

Und? Passiert dann gleich das Wunder? Leider: nein. Laufen – und das heißt auch Frohmedizin, Epigenetik – ist keine Knopfdruck-Heilung. Es ist vielmehr ein Lebenszustand. Ein Dauerprozess. Hebt den ganzen Menschen auf eine neue Ebene. Dauerhaft.

Also nicht: Schmerzen – Knopfdruck (Spritze) – Schmerzen weg – Schmerzen wieder da (nach drei Tagen) – Knopfdruck (noch eine Spritze) – Schmerzen weg – Schmerzen wieder da … Das ist typische Resignationsmedizin. Die selbstverständlich ihre kurzfristige Berechtigung hat, wenn es um akute Notfälle geht. Die uns aber nicht ausreicht. Wir wollen keine billige Reparatur, wir wollen den Schlüssel zur Gesundheit.

Laufen

- verändert Körpermoleküle. Allein schon durch eine zehnfach höhere Sauerstoffversorgung.
- verändert zudem die Körperstruktur: mehr Blutgefäße, mehr Muskeln, weniger Fett.
- verändert messbar auch die Anzahl beruhigender Magnesiummoleküle, messbar die Anzahl fröhlich stimmender Glückshormone.

Mit dem winzig kleinen Nachteil: So eine dramatische Änderung, solch ein neues Lebensgefühl braucht eine gewisse Zeit. Es ist eine Metamorphose. Eine Verwandlung, die dauert. Tritt nicht heute ein. Aber tritt ein. Sie bleibt nicht bei Konzepten, Prinzipien oder Visionen hängen.

Laufen ist Frohmedizin. Und Frohmedizin ist real.

Zweiter Schlüssel: Laufen

- Der zweite Schlüssel zur Gesundheit besteht in der schlichten Einsicht, dass wir laufen müssen. Viel laufen. Lang laufen.
- Der Schlüssel begründet sich mit der Evolution des Menschen. Der Mensch ist ein Läufer.
- Der Effekt auf die Gesundheit ist dann besonders groß, wenn wir so laufen, wie es unserem Fuß angemessen ist: nicht mit der Ferse zuerst, sondern mit dem Vorfuß.
- Je langsamer und konsequenter wir den Vorfußlauf trainieren, desto besser gelingt die Gewöhnung an unsere Originalgangart. Die den menschlichen Organismus schont und die auch heilsam wirkt.
- Laufen wirkt gegen praktisch alle Zivilisationskrankheiten und stärkt das Immunsystem.
- Laufen räumt auch den Geist auf – was unsere Kreativität erhöht und letztendlich auch unseren Kontostand.
- Wir brauchen neue Läufer, die nicht einfach nur ein wenig wohlstandslaufen – sondern die sich herausfordern mit großen, langen, schnellen Läufen. Das ist der Weg, das eigene Leben wirklich umzukrempeln.

In neue Welten laufen.

Und sich damit selbst heilen.

Am Morgen laufen find ich eine klasse Idee! Würde ich auch gern draußen machen, bin da aber mental blockiert, seit ich mal ein fieses Erlebnis mit einem nicht angeleinten Rottweiler hatte. Ich habe mir alternativ einen Crosstrainer ins Wohnzimmer gestellt und mir Mark-Lauren-CDs angeschafft. Klappt auch super!

Mira_L, 17.05.2016

Ihr gebetsmühlenartig propagierter morgendlicher Leerlauf! Hab ich nie so richtig verstanden. Jetzt aber! Damit starte ich mit einem tollen Ketonwert in den Tag. Und wissen Sie was – wenn ich abends noch eine Sporteinheit dranhänge, wache ich morgens schon mit einem genialen Wert auf!

»Die persönliche Frage«, News vom 13.12.2014

Endlich wieder erfrischender Nachtschlaf. Herpesbläschen kam und war am gleichen Tag wieder weg, früher mindestens eine Woche Beschwerden! Wiedererwachender Tatendrang für meine Firma ... fühle mich wieder als Herr der Lage. Stimmung lockerer, entspannter, mit mehr Abstand zu den Tagesproblemen. Der Antrieb im Sport kommt zurück. Entspannung in der Familie, da ich lockerer und entspannter bin. Gewichtsreduktion.

»Die Angriffslust ist zurück«, News vom 20.03.2014

Inspiriert durch Ihre Bücher, Ihre täglichen News, die Blutanalyse und durch meinen Trainer aus Seesen habe ich angefangen, mein komplettes Training und alles Drumherum zu hinterfragen, und habe ausprobiert: Alle Läufe morgens nüchtern nur mit Wasser. Alle langen Einheiten (38 km) nur mit 3 EL Eiweißpulver und Wasser. Nach allen Einheiten nur EW-Shakes. Darüber hinaus täglich NEMs. Mentales Training, vor allem vor dem Einschlafen und kurz nach dem Aufwachen: Ich hatte immer das Bild vor mir, wie die Uhr auf 3:13: xx steht. Im Zieleinlauf stand sie bei 3:13 h.

News vom 19.04.2016

Hallo Wilhelm, ich bin vom Morgenlauf genauso begeistert. Bis vor kurzem bin ich am Abend gelaufen, da ich zu viel Respekt vor dem Nüchternlauf hatte. Ich bin noch nie nüchtern gelaufen und konnte mir nicht vorstellen, dass ich das schaffe ... mit leerem Magen. Vergangene Woche bin ich nach einer Tasse Kaffee regelrecht in meine Laufklamotten gesprungen, und eh ich mich versah, war ich im Park. Um 6.30 Uhr. Und nicht allein!!! Ich kann allen nur empfehlen, probiert es aus, nur Mut! Man wird mit einem tollen Gefühl belohnt, und der Tag kann kommen! Viele laufbegeisterte Grüße von Gabriele

Gabriele, 28.06.2016 im Forum

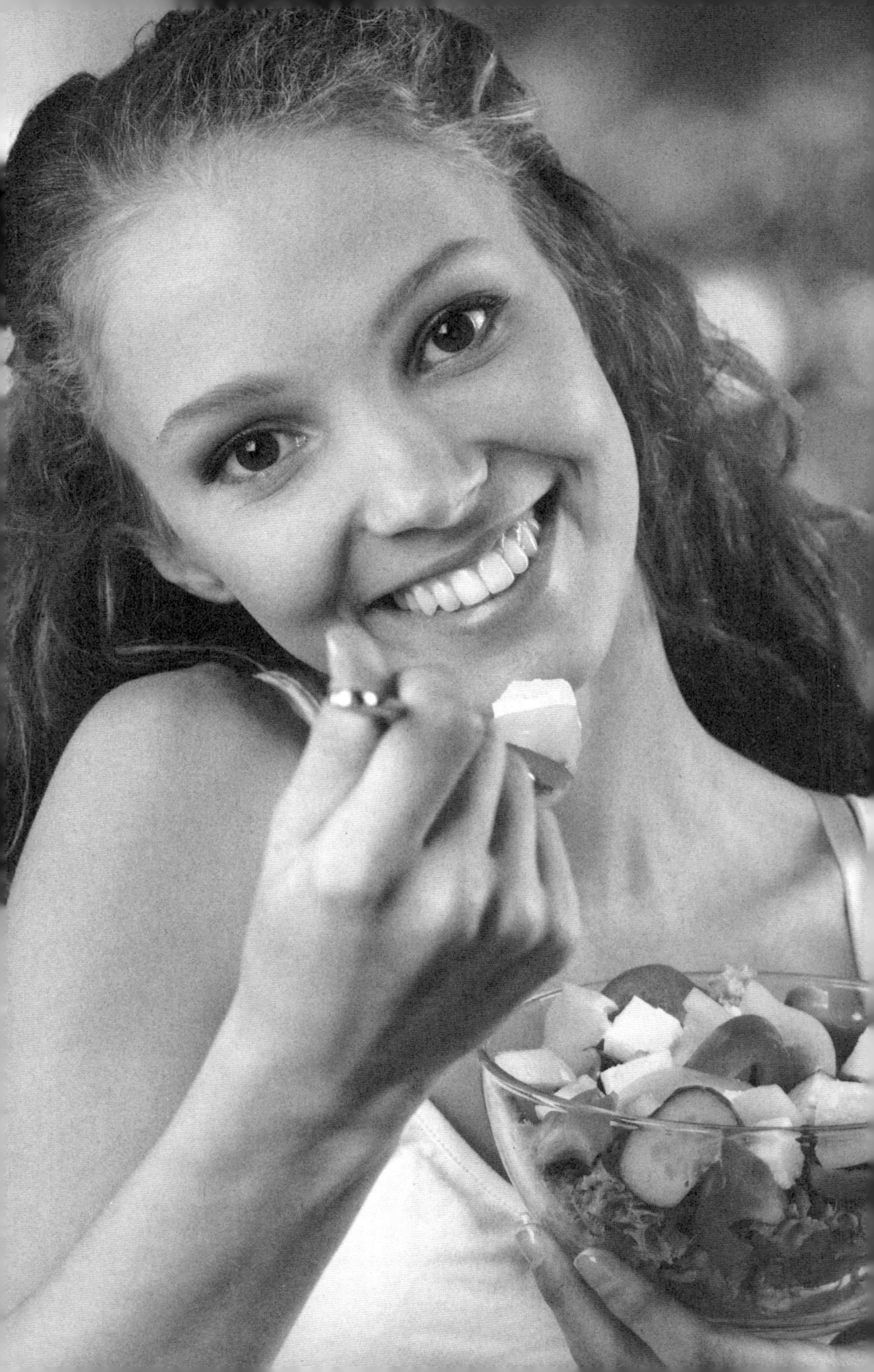

3.

Dein Körper weiß mehr, als du denkst

Warum wir im Lauf unseres Lebens so leicht den Zugang zu unserer kulinarischen Körperintelligenz verlieren, was wir tun können, um diese Intelligenz wieder zurückzubekommen, und warum das nicht unbedingt harte Arbeit sein muss.

Essen Sie ... Leben. Sonst erleben Sie nicht, was Leben heißt.

Kulinarische Körperintelligenz

Es ist eine sympathische, eine geradezu geniale Wortschöpfung: »kulinarische Körperintelligenz«. Sie stammt vom Diplom-Ernährungswissenschaftler und Medizin-PR-Experten Uwe Knop, der gerade wieder ein Buch zum Thema »Ernährungswahn« herausgegeben hat. Für Knop ist es eine Frage der Logik, dass der menschliche Körper über die Jahre lernt, welches Essen welche Nährstoffe enthält, was ihm guttut und was nicht. Im Prinzip ist das auch so: Hat man Lust auf »etwas Frisches« und isst dann genau so etwas, dann tut das gut. Hat man Lust auf ein gutes Stück Fleisch, dann fühlt man sich nach dem Genuss wohlig satt.

Es ist allerdings nur »im Prinzip« so. Tatsächlich ist der Mensch gleichzeitig ein Natur- und ein Kulturwesen, er folgt neben dem Vernunft- auch dem Lust- und dem Gewohnheitsprinzip, und das macht die Sache kompliziert. Das ist ein Grund dafür, wie Knop es ausdrückt, dass »viele Menschen schlicht verlernt hätten, auf ihren echten biologischen Hunger zu hören. Täten sie das, würden sie nicht nur zur richtigen Zeit genau das essen, was der Körper gerade braucht, sondern auch aufhören, wenn der Bedarf gedeckt ist.« Wir wissen alle: Das kann kaum noch jemand.

Wir haben das Maß verloren

Manche Kulturen oder Milieus haben eine gewisse urtümliche Härte gegen sich selbst eingebaut: In Asien beginnt der Arbeits- oder Schultag vielerorts mit Frühsport. Und das Essen besteht eben nicht hauptsächlich aus Zucker.

Andernorts hat der Relaxgedanke überhandgenommen: In den USA, zunehmend aber auch bei uns, sind Fußmärsche kein normaler Teil des Alltags mehr. Selbst durchs Einkaufszentrum wird nicht mehr geschlendert – was ja immer noch einem dem Laufen verwandte Form der Fortbewegung ist –, sondern mit dem Elektromobil gerollt. Danach gibt es billiges Fertigessen vor dem Fernseher.

Es hat sich umgekehrt: Ehemals ausgemergelte Landarbeiter und Blue Collars, die sich gerade von der harten Arbeit im Staub der Werkshallen befreit haben, gehen heute Richtung XXXL. Und ehemals stattliche Fabrikanten und Bürgersfrauen entwickeln sich zu sehnigen Marathonläufern und untergewichtigen Veganerinnen.

Das Drama daran: Sie alle haben den Sinn für ein gesundes Maß verloren. Erstere genießen überzuckerte Fastfoodprodukte aus dem Supermarkt als vermeintlichen Luxus. Letztere überdrehen in die Gegenrichtung: Überkontrolle durch rigide, geradezu ideologische Ernährungssysteme, lückenlose Kontrolle des eigenen Lebensstils mit allerlei Gadgets: Schrittzähler, Pulsuhr etc.

Was den meisten von uns heute fehlt, ist eine natürliche, ganz urtümliche … Körperintelligenz.

Mit Carbs in die Abwärtsspirale

Babys haben sie noch, die natürliche Körperintelligenz. Sie wollen gestillt werden, wenn sie hungrig sind. Sie wollen nur Muttermilch, die ist arm an Kohlenhydraten und reich an Fetten, fast ketogen. Und auch nach dem Stillen sind sie immer noch körperintelligent. Das haben Wissenschaftler bereits 1982 in einem Experiment gezeigt. Babys zwischen dem 6. und 18. Lebensmonat ernähren sich recht ausgeglichen, wenn man ihnen die freie Wahl lässt.

Wenn.

Man lässt ihnen aber nicht die Wahl. Weil in unserer Kultur die Vorstellung verankert ist, dass Brot und Kartoffeln zu einem guten, zu einem gelingenden Leben dazugehören. Zumal in diesen beiden Speisen eine jahrhundertealte deutsche Küchentradition zusammenfällt mit den allerneusten Ernährungstrends unter dem Label »vegan«. Muss doch also gut sein? Wäre doch also ein lohnendes Erziehungsziel, das Kind zum Verzehr des Pausenbrots anzuhalten?

Nur: Warum eigentlich? Nicht jedes Kind mag Brot, und nicht jedem Kind tut Brot gut. Und wenn Sie nicht gerade täglich einen Halbmarathon laufen, tut Ihnen Brot wahrscheinlich auch nicht gut. Man braucht's nur einmal auszuprobieren. Je nach Konstitution stellt sich nach ein paar Tagen ohne Kohlenhydrate der Stoffwechsel um … und man weiß Bescheid. Nicht Kartoffeln sind der Supertreibstoff fürs Gehirn. Es sind Ketonkörper. Und die baut sich der Körper nur dann, wenn er eben nicht routinemäßig gemästet wird mit Pausenbrot und Co.

»Meine elfjährige Tochter ist so glücklich, dass sie kein Brot mehr essen muss.« Schreibt mir eine glückliche Mutter. Aus den Zeilen spricht Entlastung für alle. Endlich Schluss mit den ewigen Diskussionen um das Pausenbrot. Und nicht nur Tochter und Mutter wissen Bescheid, sondern auch die Lehrerin für Naturwissenschaften. Sie zwinkert der Fünftklässlerin bei der lehrstoffgemäßen Lebensmittelpyramide zu und kommentiert: »Das muss ich euch so beibringen, aber wir beide wissen es ja besser!«

Was die Körperintelligenz verschüttet

Es gibt etliche Gründe dafür, dass der durchschnittlich erfolgreiche westliche Mensch mit ziemlich hoher Wahrscheinlichkeit im Laufe seines Lebens immer mehr Wissen anhäuft, zeitgleich aber immer mehr Intelligenz einbüßt – was seine Körperklugheit betrifft. Die Gründe sind

- mangelnde Empathie,
- stundenplanmäßige Konditionierung,
- rationalisierte Zubereitung von Mahlzeiten,
- ungünstiger Umgang mit Emotionen,
- Zuckersucht.

Ich meine: Nur so ist es zu erklären, dass laut Professor Ellrott vom Adipositas-Zentrum in Göttingen seine Patienten tatsächlich ihr ganzes Leben lang ihren inneren Reizen folgen, also »hungrig« oder »satt«, und trotzdem im Megaformat und mit Stützrollator in die Klinik eingeliefert werden müssen.

Mangelnde Empathie: Die Abwärtsspirale beginnt in dem Augenblick, in dem Eltern ihrem Baby reflexartig etwas zu essen oder zu trinken reichen, sobald es nur einen Mucks von sich gibt. Was oft vorkommt. Und auch verständlich ist. Das wissen alle, die schon einmal vor einem wie von Sinnen brüllenden, hochrot angelaufenen Säugling gestanden haben und beim besten Willen nicht wussten, was der nun wollen könnte …

Natürlich ist nicht jede Unmutsäußerung eines Säuglings gleich ein Zeichen von Hunger oder Durst. Manchmal drückt der Magen oder der Darm. Es zwickt die Haut. Das Baby ist überreizt, hat noch keine Routinen entwickelt, um sich selbst zu beruhigen, und kann nicht einschlafen. Oder es greift den Unmut der Eltern auf. Oder den Stresspegel der Warteschlange im Supermarkt.

Wird nun bei jedem Mucks gleich die Flasche in den Mund geschoben, setzt ein ungünstiger Lernprozess ein. Gelernt wird ein Wenn-dann-Prinzip: Wenn unwohl, dann essen. Oder trinken. So etwas kann man sein ganzes Leben lang beibehalten und wahlweise auch auf Alkohol und Zigaretten übertragen. Gelernt ist gelernt. Damit entsteht eine der ersten Konditionierungen: Schlechte Stimmung wird mit Nahrung behoben.

Stundenplanmäßige Konditionierung: Der russische Forscher Iwan Petrowitsch Pawlow wollte wissen, warum Zwingerhunde immer schon speicheln, wenn sie nur die Schritte ihres Herrchens hören, aber noch gar kein Futter in Sicht ist. Sein Versuchsaufbau aus dem Jahr 1905 war denkbar simpel: Pawlow fütterte seine Versuchshunde und läutete während der Fütterung jeweils mit einer Glocke. Und siehe da: Wenn die beiden Reize, also Futter plus Glocke, oft genug zusammen auftreten, dann verschmelzen sie. Dann tropft den Versuchshunden der Speichel aus dem Maul, sobald eine Glocke läutet. Und zwar auch dann, wenn es gar kein Futter gibt.

Nichts anderes passiert beim Menschen. In fast jedem Haushalt findet man sie, die Konditionierungen an bestimmte Essenszeiten, an bestimmte Ereignisse. Der Wecker klingelt früh am Morgen. Speichelfluss. Frühstück. Um 10:30 Uhr klingelt es in der Schule zur ersten Pause. Speichelfluss. Pausenbrot. Um 13:00 Uhr klingelt die Schulglocke zum

Ende des Vormittagsunterrichts oder der Kollege zum Routinegang in die Kantine. Speichelfluss. Mittagessen. 16:00 Uhr Kaffee und Kuchen. Wahlweise 17:00 Uhr Tea Time. Wie auch immer: Speichelfluss! Der kulturell konditionierte Hunger fühlt sich echt an.

Rationalisierte Zubereitung: Eigentlich braucht jeder Mensch eine andere Ernährung: Der eine bewegt sich viel, der andere nicht, der eine verträgt Früchte oder Milchprodukte gut, der andere weniger. Bei Massenverpflegung lässt sich darauf schwer eingehen. Und schon in der Familie ist es eher selten, dass fünf unterschiedliche Mahlzeiten gekocht werden. Weil es aufwendig ist. Unpraktisch. Aus kultureller Sicht: Weil das gegessen wird, was auf den Tisch kommt. Warum eigentlich?

Der Frust treibt's rein: Die scheuen Rehe vor meinem Fenster führen ein Leben ohne Pausenklingel, Tea Time und Massenkantine. Bei denen funktioniert die Intelligenz des Körpers entsprechend ungestört. Sie wissen genau, was sie mögen und was sie brauchen. Sie bekommen von den 20-Uhr-Nachrichten aber auch keine schlechte Laune, sie haben keine herausfordernden Patienten, wissen nichts von Steuererklärung, Nationalismus, Ozonloch. Die grasen einfach vor sich hin.

Anders der Mensch. Dem kann vor lauter Sorgen der Appetit vergehen, der hat vor lauter Liebe Schmetterlinge im Bauch und an Weihnachten Lust auf Zimtsterne, weil ihn die an die Großmutter erinnern. Und er hat die Wahl: Er kann diesen Stimmungen nachgeben, oder kann er es sein lassen.

So kommt es zu ganz unterschiedlichem Umgang mit, sagen wir, Erdbeermarmeladebroten. Michael Macht von der Universität Würzburg ist Spezialist für Essen und Gefühle. Er hat bei seinen Studien fünf verschiedene Arten gefunden, mit Essen umzugehen. Hier vereinfacht am Beispiel Erdbeermarmelade erklärt:

- Man kann enorm Lust darauf haben und deshalb so viele Marmeladebrote essen, bis man vor Übelkeit nicht mehr kann (»emotional kontrollierte Essenswahl«).
- Überbordende gute oder schlechte Gefühle überdecken die Lust auf Marmeladebrot (»emotional bedingte Unterdrückung der Nahrungsaufnahme«).

- Man kann nach dem Entschluss, keine Kohlenhydrate mehr essen zu wollen, seine Marmeladebrot-Lust unterdrücken (»Verminderung der Nahrungsmenge durch kognitive Kontrolle«).
- Oder so viele Brote essen, bis hoffentlich die Laune ansteigt (»Essen zur Regulation der Emotionen«).
- Oder, letzte Möglichkeit, angemessen auf die eigenen Lust- oder Unlustgefühle reagieren und so viele Marmeladebrote essen wie wirklich notwendig. In meiner Logik also: gar keins (»emotional-kongruente Modulation des Essens«).

Michael Macht hat gemeinsam mit seinem Team herausgefunden, dass das Hungergefühl bei Wut und bei Freude größer wird, bei Angst und Traurigkeit reduziert es sich. Impulsives Essverhalten tritt vor allem bei Wut auf und hedonistisches Essen, also Genussessen, wird durch Freude hervorgerufen.

Ähnliches hat auch Bernard Lyman von der US-amerikanischen Simon Fraser University zeigen können. Seine Untersuchungsteilnehmer ernährten sich bevorzugt nährstoffreich, wenn es ihnen emotional gut ging. Bei negativen Gefühlen stieg hingegen die Tendenz, Junkfood zu konsumieren.

Sucht macht den Körper dumm: Einverstanden – es kann durchaus sinnvoll sein, die eigene Energie- und Stimmungskurve mit maßvollen Dosen Espresso und mit dunkler Schokolade positiv zu beeinflussen.

Anders sieht es aus mit dem »Zuckerkick«, mit dem viele Menschen versuchen, sich aus den ganz normalen Alltagstiefs herauszukatapultieren. Statt einfach einmal 15 Minuten Pause zu machen … Nach dem kurzen, durch Zucker im Blut ausgelösten Hochgefühl kommt sofort der nächste Kater. Und damit neuer Heißhunger auf Kuchen, auf Toastbrot mit Nuss-Nougat-Creme, auf Nudeln mit Tomatensauce und Gummibärchen. Und das verbunden mit schlechter Laune, Abgeschlagenheit, Konzentrationsstörungen, das sind die körperlichen Symptome. Ganz ähnlich wie bei einem kalten Entzug von Heroin! In diesem Zustand kann jedenfalls gar keine Lust auf Brokkoli aufkommen. Die Körperintelligenz hat keine Stimme mehr.

Gar nicht so leicht, aus der Zuckerabhängigkeit auszusteigen. Während des Entzugs muss sich der Stoffwechsel auf die Energiegewinnung aus Fettsäuren umstellen. Durch den Zuckerkonsum verkümmerte Rezeptoren für körpereigene Glückshormone müssen neu gebildet werden. Das dauert seine Zeit.

Aber dann passiert es: Die kulinarische Körperintelligenz wacht wieder auf.

Zurück zur Körperklugheit

Wie kommen wir nun durch die harte Entzugsphase? Wie trainieren wir die Körperintelligenz so, dass sie erstens zu uns zurückfindet und uns, zweitens, auch dauerhaft erhalten bleibt? Auf drei Wegen:

- Körperliches Training
- Stoffwechseltraining
- Mentales Training

In meinen Worten: Bewegung, Ernährung, Denken. Führt uns direkt zum nächsten Schlüssel der Gesundheit:

Epigenetik. Punkt.

Der Trick heißt Full Immersion

Trippeln ist ein guter Anfang. Es ist ganz leicht, noch etwas mehr zu tun. Und was, das können wir von Sprachlehrern abschauen. Denn eine neue Sprache lerne man besonders leicht, wenn man sich dieser Sprache permanent aussetzt. Vokabeln lernen wird so zur Nebensache. Zu sehen in unseren Grundschulen: Im Sommer kommt eine neue Schülerin aus Lettland in die Klasse. Spricht kein Wort Deutsch. Im Winter spielt sie mit den anderen Kindern, verständigt sich wunderbar. Im nächsten Sommer hat sie kaum mehr einen Akzent. Das ist *full immersion.* Das ist intensives Lernen, aber komplett »nebenbei«.

Genau das Gleiche können wir mit dem Thema Bewegung tun. *Full immersion.* Ganz ohne Fitnessstudio. Wenn wir jeden Tag mit dem Rad zur Arbeit fahren (und dabei meine ich nicht mit dem Elektrofahrrad, dauerklingelnd links an den anderen Radfahrern vorbei), dann haben wir den Grundgedanken schon umgesetzt.

Wenn wir in einem hohen Bürogebäude grundsätzlich keinen Aufzug mehr benutzen, wenn wir uns möglicherweise ein Stehpult oder sogar einen Schreibtisch mit integriertem Laufband (gibt es!) anschaffen … haben wir einen Keim gelegt.

Die Idee ist einfach: Tägliche körperliche Anstrengung, tägliches »anders essen« in den Alltag einbauen. Wenn wir dann noch 20 Minuten für die Meditation finden … ich meine täglich, immer zur festen Zeit, als Teil der Routine, dann sind wir auf einem guten Weg.

Manchmal rutscht einer von Ihnen sogar aus Versehen auf diesen neuen, diesen guten Weg. Weil er, zum Beispiel, den Garten ein wenig in Ordnung bringen will:

Er »sei in eine Aufgabe hineingerutscht, deren ganzen Umfang er total unterschätzt habe«. Lese ich in einem Beitrag im Forum. Diese Aufgabe setzt sich wie folgt zusammen:

- Blockbohlen-Gartenhaus aufbauen,
- Graben ausheben,
- Beton mischen,
- 120 Steine tragen, aufschichten, verfugen,
- 4,8 Tonnen Betoneimer schleppen,
- 220 Betonplatten verlegen,
- 13 Tonnen Schotter verteilen und verdichten.

Insgesamt acht Wochen lang. Täglich zehn bis zwölf Stunden. Und das fünf bis sechs Tage pro Woche. Wie gesagt: Offenbar hatte er sich vorher das ganz anders vorgestellt. Nun ja. Das Resultat jedenfalls sieht so aus:

- Gewicht von 76,0 kg auf 72,3 kg,
- Körperfettanteil von 18,6 Prozent auf 14,7 Prozent,
- Muskelanteil von 35,2 Prozent auf 37,2 Prozent,
- Vizeralfett (Bauchfett) von 9,2 auf 7,2 Prozent

Das Wichtigste an der kleinen Gartenstory hatte ich noch gar nicht erwähnt: Der unfreiwillige Bauarbeiter ist 73 Jahre alt.

Es ist nie zu spät.

Wirklich nicht.

Konopka hat's erkannt

Sie unterschätzen Ihren Körper. Der ist auch mit 73 Jahren tatsächlich noch ein außerordentlich waches, aufmerksames Persönchen. Ist für Sie da. Passt auf Sie auf. Und passt sich an Ihre Wünsche an. Leider … oder zum Glück, je nachdem.

Über dieses »je nachdem«, über die dramatische Veränderung von Gelüsten können wir etwas Spannendes im Forum lesen. Mit einem derartig massiven Aufkommen körperlicher Intelligenz rechnet man natürlich nicht. Wie denn auch? Wenn man sie, diese Intelligenz, noch nie erfahren hat.

Ein stattlicher Typ: Zunächst bringt er 108,1 Kilo auf die Waage. Der Blutdruck liegt bei 160/100 mg Hg. Allergie auf Gräser.
Nach sechs Monaten: 87,9 Kilo; Blutdruck bei 110/70 mg Hg; Allergie weg. Wie das? Die bekannte Mischung: Sport. Außerdem Low Carb. Das Besondere bei diesem Fall: Pro Woche genehmigt sich der junge Mann einen »Schlampertag«. Einen Ausnahmetag. Um zu »fressen so wie früher«. Nur: Er hat nicht mit seinem Körper gerechnet. Mit seiner somatischen Intelligenz.
Der Ausnahmetag hat sich ganz von selbst sehr dramatisch verändert. Heute sei er »Luxus«. Eine gelungene Bemerkung.

Ganz anderes, sehr moderates, fast gesundes Essen. Ja: »Vielleicht ein Bierchen. Mittlerweile alkoholfrei, weil mir das andere nicht mehr schmeckt.« So wie viel anderer Junk, der »einfach nicht mehr schmeckt«.

»Ich habe meinen Körper und auch mich besser kennengelernt«, schreibt der erstaunte Mann. »Viel verstanden. Ich möchte die Leichtigkeit nicht mehr hergeben. Ich glaube, ich bin viel mehr Genießer geworden. Früher dachte ich, ich bin einer.«

Die Lösung heißt: Zurück zum ganz Einfachen. Zurück zur kulinarischen Intelligenz – die in der Forschung ursprünglich *somatische Intelligenz* genannt wurde. Was natürlich nicht so lecker klingt, die Sache aber trifft. Es ist ein Fachbegriff von Sportwissenschaftler Dr. Peter Konopka. Sollten Sie kennen. Bedeutet wieder nichts anderes als: Wenn dein Körper genetisch korrekt lebt, dann steuert er Hunger und Sättigung auch richtig. Und richtig heißt: schlank und gesund. Zäh. Ausdauernd. Voller Lebenslust und Lebensenergie.

Hamilton macht's vor

Neben dem Training von Körper und Stoffwechsel müssen wir uns natürlich auch um das Denken kümmern. Und tatsächlich: Nachdenken hilft! Laut Thomas Frankenbach, Autor des Buches *»Somatische Intelligenz: Hören, was der Körper braucht« (2014),* lässt sich die somatische Intelligenz während und nach dem Essen trainieren … mit Reflexion.

Der Leiter des Fachbereiches Ernährung und Bewegung in einer Rehaklinik in Bad Salzschlirf hat bei seiner praktischen Arbeit herausgefunden, dass sich die somatische Intelligenz mit gezielten Fragen fördern lässt:

- Wie groß war die Lust, etwas Bestimmtes zu essen?
- Hat es wirklich gut geschmeckt?
- Wie gut ist das Essen bekommen?
- Wie war die Stimmung nach dem Essen?

Thomas Frankenbach ist übrigens auch einer, der selbst lebt, was er lehrt. Karate ist sein Sport, seit 20 Jahren, intensiv. Er ist Träger des zweiten Dan im stiloffenen Karate und im Kickboxen; im Shōtōkan-Karate ist er Träger des ersten Dan. Er kämpft auf nationaler und internationaler Ebene, erreichte 2012 bei der Weltmeisterschaft der WKC (World Karate and Kickboxing Council) als Karateka das Viertelfinale. Zusätzlich natürlich: Lauftraining. Das nur am Rande. Er sagt jedenfalls:

> **»Wichtig ist, dass jeder sein persönliches Maß findet. Das gilt für Sport, Beruf und auch für die Ernährung. Wir müssen mehr Selbstverantwortung übernehmen.«**

Nachdenken hat etwas damit zu tun, den Willen zu schärfen. Und ein starker Wille hat etwas damit zu tun, ob wir von einem viel zu hohen BMI auf einen normalen zurückkommen. Ein starker Wille hat etwas mit Erfolg zu tun.

Dabei versteht jeder von uns unter diesem Wort natürlich etwas anderes. Erfolg kann sein eine Stufe auf der beruflichen Aufstiegstreppe, Erfolg kann sein ein gelungenes Familienfest, eine persönliche Bestzeit im Marathon oder die guten Noten, die Sohnemann oder Töchterchen mit nach Hause bringt. Erfolg kann auch einfach sein … das Lächeln im Gesicht des Lebenspartners oder der Lebenspartnerin. Erfolg hat viele Gesichter. Eines aber ist jeder Art von Erfolg gemeinsam. Eines meinen wir genau zu wissen: Erfolg fällt nicht vom Himmel. Erfolg müssen wir uns erarbeiten. Mit eiserner Disziplin, mit starkem Willen. Um es schon jetzt vorwegzunehmen: Das ist nur die halbe Wahrheit. Erfolg kann man auch erleben, ohne sich dafür krumm zu schaffen. Dazu später mehr. Zunächst eine Geschichte, die mich beeindruckt hat:

Ein Vorbild ist hier Nicolas Hamilton (Jahrgang 1992), der Bruder von Formel-1-Fahrer Lewis Hamilton. Nicolas leidet seit seiner Geburt an Kinderlähmung. Er erzählt: »Als ich klein war, sagte man mir, ich würde nie laufen.« Und jetzt?

Und jetzt fährt dieser kleine Bruder bei den britischen Tourenwagen-Meisterschaften mit. Das geht natürlich nicht einfach so durch Fingerschnipsen. Sondern ... durch Training. »Ich glaube fest, dass man mit harter Arbeit und entsprechendem Willen fast alles erreichen kann.« Sagt er. Hat er bewiesen.
Kleine Brüder sind die typischen Revoluzzer. Finden sich nicht damit ab, unter »ferner liefen« stehen zu bleiben.

An dieser Stelle stehen wir mitten auf dem Glatteis. Und vor einem sehr weit verbreiteten Missverständnis. Disziplin und Willen bedeuten gerade nicht: gegen die eigene Natur anrennen wie mit dem Kopf gegen die Wand. Das verändern wollen, was sich nicht verändern lässt. Das bringt uns die Körperintelligenz nicht zurück. Und auch keinen Erfolg. Genau das Gegenteil ist richtig.

Die Kugel rollen lassen

Das Geheimnis heißt: Es geht auch leicht. Wir können Erfolg auch geschenkt bekommen. Es gibt hinter dieser Welt, die uns allen so wohlvertraut ist – Blut, Schweiß und Tränen –, noch eine andere Welt. Eine Welt der Leichtigkeit, eine Welt der Mühelosigkeit, eine Welt, in der der Mensch gewinnt, ohne sich in einen aussichtslosen Kampf gegen sich selbst zu verausgaben. Eine Welt, in der uns buchstäblich »Flügelein wachsen« ...

Schauen wir in den Himmel. Wenn wir Glück haben, können wir Vögel beobachten. Und ins Grübeln kommen: »Wie machen die das? Was machen die überhaupt da oben?« Die verblüffende Antwort auf die Frage lautet: »Nix! Gar nichts!«

Der typische Vogel, der da über unseren Kopf hinwegfliegt, der strengt sich nicht pausenlos an. Wenn er sich einmal aufgeschwungen hat, dann breitet er seine Flügel aus und ... das war's. Ich lege großen Wert auf die Feststellung, dass wir hier nicht über Esoterik oder Magie plaudern, sondern über knallharte Physik: Thermik. Ein Adler nutzt die Kraft des Windes. Arbeitet nicht gegen die Natur, sondern mit ihr. Erhöht dadurch seine eigene Wirksamkeit um ein Vielfaches. Er nutzt eine Kraft außerhalb seines Körpers, die er nicht versteht, die er nicht studiert, die er nicht hinterfragt, die er nicht kritisiert – er ist kein Akademiker –, sondern die er nutzt. Er ist ein Praktiker.

In unserem Leben gibt es exakt die gleiche Kraft. Es ist die Macht des richtigen Moments. Es ist die Wirksamkeit der passenden Umstände. Es ist der Augenblick, in dem alles perfekt zusammenspielt. Wir alle kennen diese Kraft, aber wir wissen oft nicht, wie wir diese Kraft täglich zu unseren Gunsten einsetzen können. Um Außerordentliches zu vollbringen, ohne mit dem Kopf sinnlos gegen die Wand zu rennen. Also ohne große Anstrengung.

Wie geht das? Augen aufmachen. Die Chinesen sagen: Erkennen, wann sich eine Situation in die richtige Richtung neigt. Physik. Die Fläche kippt, die Kugel rollt. Energie kommt von allein.

Eine wichtige Lektion für Eltern. Und für die vielen Menschen überall in diesem Land, die andere Menschen zu »führen« haben. Was ein großes Missverständnis ist. Menschen kann man weder führen, noch kann man sie formen.

Menschen führen heißt nichts anderes, als in anderen Menschen Energie freizusetzen. Energie, die schon da ist. Zum Beispiel in Ihren Kindern. Zum Beispiel in Ihren Mitarbeitern.

Menschen führen heißt in Wahrheit: Menschen begeistern. Und das kann man umso leichter, wenn man selbst begeistert ist. Leidenschaftlich das will, was man tut. Die eigene innere Begeisterung ist der wahre Knackpunkt. Die Kunst besteht darin, den Weg zu dieser Begeisterung zu finden. Zur eigenen Kraft. Wenn wir den Punkt gefunden haben, wird alles leichter.

Ich verrate Ihnen noch etwas: Diesen Weg finden Sie nur mit somatischer Intelligenz. Durch Ausprobieren. Mit dem eigenen Körper. Denn richtige Schritte fühlen sich gut an. Und mit Grübeln allein kommen wir nicht weiter. Außer vielleicht, wir heißen Steven Hawkings.

Doch Ausnahmen bestätigen in der Regel … nur die Regel.

Dritter Schlüssel: Epigenetik

- Der dritte Schlüssel zur Gesundheit ist die Kunst, ein Leben im Einklang mit unserer genetischen Grundausstattung zu führen. Das heißt: Ausreichend Bewegung, genetisch korrekte Ernährung (wichtiger Punkt: Eiweiß und Omega 3 statt Kohlenhydrate) und gesundes Denken.

- Um das zu erreichen, müssen wir den Schlüssel gewissermaßen erst einmal ausgraben: Typischerweise liegt er verborgen unter ungünstigen (Familien-)Gewohnheiten und Konditionierungen, unter reflexhafter Gefühlsabwehr mittels Junkfood, unter ungesunder Massenabfertigung in der Kantine und Zuckersucht.

- Zurück zur Körperklugheit kommen wir mit Körpertraining (Laufen und Krafttraining), Stoffwechseltraining (Laufen und Low Carb) und Mentaltraining (Reflexion und Begeisterung).

- Wir brauchen mehr Menschen, die ihrem eigenen Körper nicht wie einem Feind gegenüberstehen – sondern die mit ihm in Einklang leben und von ihm lernen. Weil es ihnen gelingt, auf ihn zu hören.

Auf sich selbst hören.

Und auch auf diesem Weg heilen.

Ich bin sehr begeistert von und dankbar für das neue Buch. So etwas sollte als Lebensunterricht an Schulen gelehrt werden – denn anders als der Steinzeitmensch brauchen wir heute leider ein Navigationsgerät durchs Leben, denn der Steini wurde noch nicht so zugeschüttet mit verhängnisvollen Wahlmöglichkeiten. Da tut so ein komprimierter Wegweiser richtig gut.

»Frage und Antwort«, News vom 12.06.2014

Ich trinke, weil ich Durst habe. Wenn ich mehr schwitze, trinke ich automatisch mehr. Ich rechne doch nicht täglich die Liter nach. Wenn ich laufe und viel schwitze, bekomme ich mehr Durst (logisch, oder?). Aber eben auch Lust auf was Saures, Salziges, Fruchtiges, Süßes. Auf Tomaten, Erdbeeren oder auch auf einen Brathering. Das weiß man vorher nie. Darum rechne ich auch keine KH aus. Was soll das bringen? Lass einfach den Industriemüll weg und iss aus der Natur, worauf du Lust hast. Das ist somatische Intelligenz. Das andere ist Abhängigkeit vom Zucker. Grüße, Hubert!

Hubert L., 12.05.2010 im Forum

Dazu kann man nur sagen, dass die somatische Intelligenz die intellektuelle Intelligenz um Größenordnungen übersteigt.

k.A., 30.03.2010 im Forum

Ich bezeichne mich seit meinem 18. Lebensjahr als esssüchtig. Größe 162 cm, Gewicht 90 kg. Immer mit den Begleiterscheinungen Depressionen, Konzentrationsschwächen, Antriebsarmut, soziale Isolierung etc. Selbstverständlich machte ich jede vielversprechende Diät. Mit Weight Watchers nahm ich zuletzt innerhalb eines Jahres 33 kg ab. Zwei bis drei Jahre später hatte ich alles wieder zugenommen. In diesen Tagen zog ich dann das für mich neue Buch von Dr. Strunz »forever young Sterne-Diät« aus dem Regal und dachte: Das ist es! Diese Eiweiß-Drinkgeschichte ist so extravagant, so anders …
Was ich seit knapp 5 Monaten erlebe, ist revolutionär für mich. Damit meine ich nicht den Gewichtsverlust von jetzt 17 kg. Das ist sekundär. Was ich gefunden habe, ist im wahrsten Sinne des Wortes INNEREN FRIEDEN! Zum ersten Mal in den letzten 30 Jahren fühle ich innere Ruhe und Freiheit von Heißhunger. Es ist keine kopfbestimmte Ernährungsweise, sondern körperliches Wohlbehagen.

»Bitte erlauben Sie mir«, News vom 24.01.2008

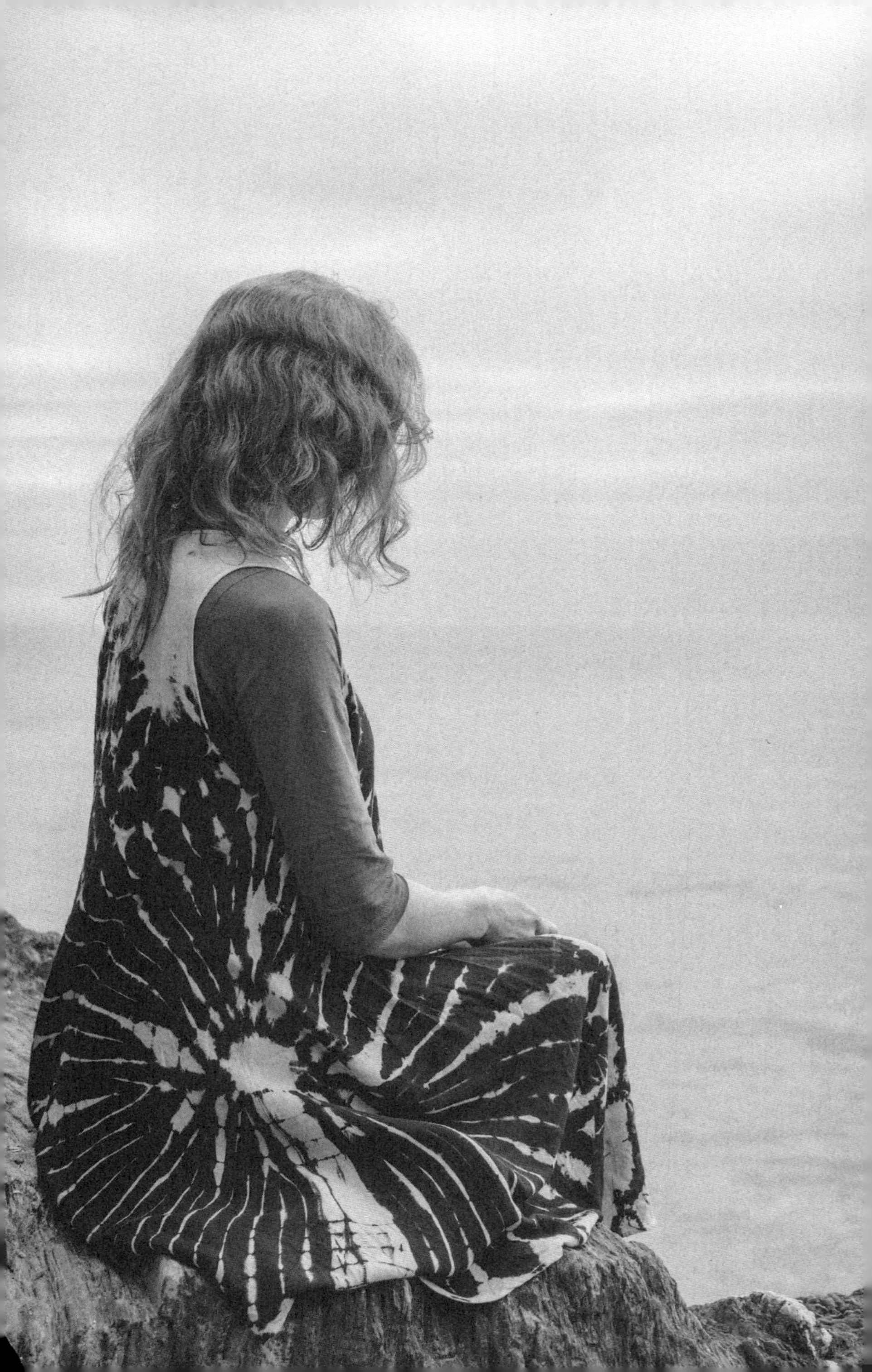

4.

Dein Geist findet den Weg

Warum wir ohne Körpererfahrung nicht denken können – und wie Denken unsere Körpererfahrung formt. Warum uns die reine Rationalität oft nicht weiterbringt, »rationale Metaphysik« aber durchaus, wie Fühlen und Schlafen unser Denken verbessern und wie sich sogar Pharmareferenten mit einem Unterbewusstseinskniff vertreiben lassen.

Jede **Heilung** ist
eine **Selbstheilung.**

Der Geist formt den Körper – und umgekehrt

Die Forschung zur somatischen Intelligenz hat uns gezeigt, dass der Körper klug genug ist zu wissen, was für ihn gut ist. Vorausgesetzt, der Mensch lebt »genetisch korrekt«. Der Körper findet also den richtigen Weg, wenn wir ihn lassen.

Wir sind aber nicht nur Körper, wir sind auch Geist. Und unser Geist findet ebenfalls den richtigen Weg, wenn wir ihn lassen. Er kann das. Er steht für Begeisterung, wenn er »die Wirklichkeit überwindet zugunsten neuer Möglichkeiten«. Für Geistesgegenwart, wenn wir »die Wirklichkeit sofort erfassen, die in einer Möglichkeit steckt«.

Unser Geist findet den Weg in Zusammenarbeit mit dem Körper. Aus psychologischen Studien wissen wir, dass unser Denken von unserem Körper geprägt wird. Das ist einfach einzusehen: Wenn wir über etwas nachdenken, dann immer in Metaphern, die etwas mit dem Raum, der Physik und der Realität um uns herum zu tun haben. Wir wissen zudem, dass auch unser Lebensstil unser Denken beeinflusst und dass unser Denken wiederum unser Körperbild prägt. Schauen wir uns jetzt also an,

- warum wir ohne Körpererfahrung nicht denken können
- und wie Denken unsere Körpererfahrung formt.

Warum für uns »gut« immer »oben« ist

Wir glauben ja gerne, Denken habe hauptsächlich etwas mit Begriffen zu tun. Vielleicht noch mit abstrakter Logik. Weniger mit der Welt, die um uns herum vorhanden ist. Das ist aber nicht so. Oben und unten, schwer und leicht, warm und kalt, sauber und schmutzig – das sind die Kategorien, an denen sich unser Denken festhält. Unsere Körpererfahrungen helfen also beim Denken kräftig mit.

Thomas Schubert konnte empirisch belegen, dass wir uns mächtige Menschen immer irgendwo »oben« denken. Das lässt sich durch die Alltagserfahrung unmittelbar nachvollziehen. In unserer Vorstellung hat jeder Konzernchef sein Eckbüro in der oberen Etage eines mächtigen Hochhauses, während der Hausmeister in einem Kabuff im Keller residiert. Auch Gott wähnen wir im Himmel, während der Teufel tief unten in der Hölle haust. Diese vertikale Dimension in unserem Denken ist offenbar verbunden mit unserem körperlichen Erleben von oben und unten.

Andere Versuche zeigen, dass wir nach einer Rolltreppenfahrt von unten (»Böse!«) nach oben (»Gut!«) eher bereit sind, Geld in eine Spendendose zu werfen. Und dass wir nach dem Blick aus einem Flugzeugfenster hoch im Himmel (»Gut!«) kooperativer sind als nach dem Blick aus einem Autofenster tief unten auf der Landstraße oder sogar im Tunnel unter der Erde (»Böse!«). Die Erfahrung, über den Dingen zu stehen, ist offenbar gekoppelt mit den Bemühungen unseres Geistes, auch moralisch höhere Ziele zu erreichen.

Mehr Beispiele gewünscht? Auch *Liebe* stellen wir uns in Kategorien der Physik vor: Wärme. Auch *Sexualität:* Hitze. Ebenso *Unfreundlichkeit:* Kälte. *Kriminalität* stellen wir in der Sprache der Haushaltsführung vor: Schmutz. Und *Moralität* als Sauberkeit.

Wir können unser Denken nicht abkoppeln von den ganz archaischen Erfahrungen, die irgendwo zwischen Gravitation und frühem Höhlenleben angesiedelt sind. Weil diese Erfahrungen in unserer Sprache gespeichert sind – die wiederum das Denken prägt.

Den Dreck der Straße, den kriegen wir also auch dann nicht weg, wenn von Denken, Gedanken oder sogar von Geist die Rede ist. Unsere Gedanken sind nicht frei von dieser Welt. Weil das gar nicht geht.

»Ich bin das!«

Der umgekehrte Gedanke allerdings ist auch richtig: Unser Körper ist auch direkt abhängig von dem, was der Geist daraus macht. Wie nun das?

Das erklärt Prof. Dr. Thomas Metzinger, Professor für theoretische Philosophie an der Universität Mainz. Er hat zusammen mit Olaf Blanke und seinem Team in Lausanne einige bemerkenswerte Versuche unternommen: Er konfrontierte Versuchsteilnehmer mit einem virtuell erzeugten Bild ihres eigenen Körpers, das wie eine andere Person vor ihnen stand. Im Laufe der Versuche berichteten etliche Teilnehmer von dem Gefühl, der simulierte Körper vor ihnen, das seien tatsächlich sie selbst.

Interessant in diesem Versuch ist die Erkenntnis, dass der Mensch offenbar in der Lage ist, sein Gefühl von »Ich bin das!« aus sich selbst auszulagern. Mehr noch: Er kann es »kontrolliert hin und her springen lassen«. Das Ich-Gefühl lässt sich tatsächlich an etwas anderes anheften.

Warum geht das? Weil das Ich-Gefühl tatsächlich nicht einfach nur im Bein oder in der Hand hergestellt wird, sondern durch bestimmte Vorgänge im Gehirn. Metzinger vermutet, dass dabei drei Komponenten zusammenkommen müssen: unsere Fähigkeit, den eigenen Körper zu kontrollieren, unsere Fähigkeit, die eigene Aufmerksamkeit zu kontrollieren, und, das ist der dritte Punkt, unser Denken. Metzinger schreibt:

> **»Das Ich-Gefühl hat also anscheinend sehr viel mit Kontrolle und Anstrengung zu tun. Und das Auflösen des Ich-Gefühls hat sehr viel mit Loslassen, mit dem Verlieren oder Aufgeben von Kontrolle zu tun.«**

Diese Fähigkeit unseres Geistes, zwar in Kontakt mit dem Körper und in Kategorien der Körperlichkeit zu denken, aber dennoch ein Stück weit die Kontrolle über den Dreck der Straße zu behalten, ermutigt mich zu der Aussage:

Der Geist findet den Weg.

Wenn wir ihn stark machen.

Fühlen heißt Denken

Wie geht das nun? Den Geist stärken? Indem wir die Klinge unseres Verstandes schärfen, könnte man meinen. Indem wir unseren Willen stählen: mit noch mehr Power Pläne umsetzen, Triebe kontrollieren, die ewige Müdigkeit überwinden.

Rationalität und Emotionalität – wir brauchen beide

Dass es so gehen müsste, habe ich 45 Jahre lang gedacht. Dann musste ich einsehen, dass das nur die halbe Wahrheit ist. Neben unserer hoch gelobten Rationalität haben wir nämlich noch eine zweite, genauso wichtige Quelle … das ist die Emotionalität.

Richtig wach und wendig wird unser Geist nur, wenn wir ihm Zugang zu beiden Quellen verschaffen. Sage nicht nur ich, sagen auch Wissenschaftler, die sich der Sache mit Experimenten angenähert haben. Mit Hilfe von … Unfallopfern.

Der frontale Kortex ist entscheidend

Die Wissenschaftler untersuchten Menschen mit beschädigtem frontalem Kortex. Das ist der Bereich des Gehirns, in dem Emotionen verarbeitet werden und der auch richtig von falsch unterscheiden kann – im moralischen Sinne.

Die Forscher nahmen an, dass ein eingeschränkter frontaler Kortex zu Problemen mit anderen Menschen führen müsste. Weil das sozial verträgliche Verhalten verschwindet. Aber es zeigte sich noch etwas ganz anderes: Betroffene hatten Probleme, die richtigen Entscheidungen für ihre eigene Zukunft zu treffen. Und zwar auch dann, wenn ihr Gehirn keine Einschränkungen im logischen Denken zeigte.

Gefühlt im Vorteil

Untersucht wurde dieses Phänomen mit Hilfe eines Kartenspiels, in dem gesunde wie auch geschädigte Probanden Spielgeld gewinnen konnten. Die Karten waren auf vier Stapel verteilt. Zogen die Probanden eine Karte von Stapel A oder B, erhielten sie entweder eine Karte mit einer Belohnung von 100 US-Dollar oder eine Bestrafung mit hoher Strafzahlung. Zogen sie Karten von Stapel C oder D, erhielten sie entweder 50 US-Dollar oder mussten eine Strafe zahlen, die allerdings wesentlich geringer ausfiel. Insgesamt lohnte es sich also, immer die Karten der Stapel C und D zu ziehen, dies war aber zu Beginn des Versuches weder den gesunden noch den Probanden mit Einschränkungen bekannt.

Interessanterweise entwickelten die gesunden Versuchsteilnehmer schon bald eine Ahnung, dass die Karten von den Stapeln C und D für sie günstiger waren, und handelten daraufhin intuitiv, bevor sie ihre Strategie kognitiv realisierten. Ganz anders die Probanden mit dem geschädigten frontalen Kortex. Selbst wenn sie mit Hilfe der Versuchsleiter verstanden hatten, dass die Karten der Stapel C und D für sie und ihren Spielverlauf eindeutig vorteilhafter waren, waren sie nicht in der Lage, die für sie besseren Karten zu ziehen.

Denken mit Gefühl

Die Wissenschaftler schlussfolgerten daraus, dass rationales Wissen für eine richtige Entscheidung nicht ausreicht. Das Unbewusste regiert also mit. Aber wie geschieht das genau?

Die Wissenschaftler nehmen folgenden Mechanismus an: Eine Entscheidungssituation aktiviert die Neuronen, die Gefühle gespeichert haben: Freude, Enttäuschung, Angst vor Bestrafung, Hoffnung auf Belohnung. Dieses gespeicherte Wissen aus in der Vergangenheit erlebten ähnlichen Situationen wird mit der gegenwärtigen Situation abgeglichen. Und zwar im frontalen Kortex. Die unbewussten Signale wirken dabei als versteckte Informationsträger und unterstützen den kognitiven Entscheidungsprozess.

Der Geist findet den Weg

Weil die Kopplung zwischen den abgespeicherten Fakten und den abgespeicherten Gefühlen nicht mehr funktionierte, konnten die Versuchsteilnehmer mit Hirnschädigung keine sinnvollen Entscheidungen treffen. Gespeicherte unbewusste Emotionen sind demnach ein wahrer Schatz. Sie können erheblich dazu beitragen, die richtigen Entscheidungen zu treffen, den richtigen Weg zu finden. (Manchmal tragen sie auch dazu bei, dass wir nach einer schlechten Erfahrung uns etwas nicht mehr zutrauen – aber das ist eine andere Geschichte …).

Der Geist findet also den Weg, wenn ihm der Weg zu den Gefühlen offen steht.

Auch schlafen heißt denken

Und wenn wir ihm genügend Schlaf gönnen. Der russische Chemiker Dmitri Mendelejew kam im Traum auf die Idee, chemische Elemente nach ihrem Atomgewicht zu sortieren – die Geburtsstunde oder besser der Geburtstraum unseres Periodensystems.

Nobelpreis im Schlaf

Auch Nobelpreise kann man im Schlaf gewinnen: So ging es dem australischen Physiologen John Carew Eccles (Nobelpreis 1947) mit seiner Theorie zur synaptischen Hemmung von Nervenzellen. Nach einer guten, produktiven Nacht konnte er plötzlich erklären, warum hintereinandergeschaltete Neuronen feuern können, ohne eine endlose Kaskade von Nervenimpulsen auszulösen.

Eine solche Erkenntnis kommt natürlich nicht aus dem Nichts. Die Forscher hatten schon lange über ihren Problemen gebrütet – im Traum aber haben sich die Fragmente dann zu dem ersehnten Ergebnis zusammengefügt. Geistesblitz!

Zu derartigen Blitzen kommt es im REM-Schlaf. In dieser Periode, die typischerweise mit starken Augenbewegungen und intensiven Träumen einhergeht, ist das Gehirn überaus aktiv.

Der Psychologe Ulrich Wagner wollte genauer wissen, was es mit der Volksweisheit auf sich hat: »Eine Nacht drüber schlafen, dann entscheiden.« Er ließ Probanden achtstellige Zahlen nach bestimmten Rechenoperationen umformen. Diesen Operationen lag eine mathematische Regel zugrunde, die sich nicht sofort zeigte. Wurde sie von den Probanden erkannt, konnten diese die Umformungen um ein Vielfaches schneller absolvieren.

Jetzt kommt's: Die Testpersonen entdeckten die versteckte Regel doppelt so häufig, wenn sie eine Nacht darüber schlafen durften. Wagner geht davon aus, dass die Probanden im Schlaf die Muster erkannten, die ihnen während der eigentlichen Bearbeitungszeit entgangen waren.

Rationale Metaphysik

Emotionen halten wir abendländischen Menschen ja oft für Gefühlsduselei. Die nicht nur nicht weiterhilft, sondern uns auch noch in die Irre führt. Nun, es gibt genügend Versuche, die uns glasklar beweisen, dass wir nur dann den richtigen Weg finden, wenn Rationalität und Emotionalität ineinandergreifen. Das eine ist eben nicht ohne das andere denkbar. Auch wenn wir gerne denken, dem sei so.

Einverstanden?

Dann machen wir jetzt den nächsten Schritt.

Nicht alles lässt sich ausrechnen

Rationalität im Sinne einer glasklaren Mathematik, einer wasserdicht beweisenden Physik, so wie wir uns die Naturwissenschaften gerne vorstellen … gibt es gar nicht. Ein genialer Gedanke, bewiesen von Kurt Gödel und zusammengefasst unter dem Stichwort »rationale Metaphysik«.

Ich hole ein wenig aus: Gödel war einer der wenigen Menschen, die Albert Einstein als gleichberechtigte Gesprächspartner neben sich ertragen konnte. Tatsächlich kam Einstein in seinen letzten Lebensjahren aus nur einem einzigen Grund täglich in sein Büro: Er wollte mit dem rund 30 Jahre jüngeren Kollegen Kurt Gödel spazieren gehen und mit ihm seine Gedanken zur Physik, Mathematik, Philosophie und Politik erörtern.

Gödel war der Erste und Einzige, der uns haarscharf bewies, dass der Mensch eben kein Computer ist. Er wurde weltberühmt, als er in seiner Habilitationsschrift die »Unvollständigkeit der Mathematik« beweisen konnte. Gödel war es tatsächlich gelungen zu zeigen, dass es in allen formalen Systemen der Mathematik wahre Sätze gibt, die sich nicht beweisen lassen.

Das war neu. Die Mathematik hatte bis dahin geglaubt, sie sei ein geschlossenes System mit einer ganz eigenen Eleganz, Schönheit, Logik.

Die Lehre von den natürlichen Zahlen sei widerspruchsfrei und vollständig. Man könne also jeden Satz, der im System einer formalen Sprache (wie der Mathematik) formuliert wird, beweisen oder widerlegen.

Die Wahrheit im Baum

Und dann kam Gödel und brachte dieses Weltbild zum Einsturz. Er zeigte: Jenseits dessen, was wir beweisen können, gibt es mehr, viel mehr. Um zu verstehen, was er meint, brauchen wir nur nach Afrika zu schauen. In Zentralafrika gibt es auch heute Menschen, die nicht im luftleeren Raum hängen wie wir Naturwissenschaftler und angestrengt nach Beweisen für dies oder für jenes suchen. Für sie gibt es in jedem Baum einen Windgott und in jeder Wolke einen Wettergott und in jedem Feuer einen Feuergott, kurz und gut, sie können jede Erscheinung zwanglos erklären. Plattentektonik halten sie für ein Missverständnis der westlichen Welt.

Gödel zeigt, dass diese Weltsicht durchaus legitim ist. Weil man sinnvolle Sätze eben nicht auf empirische Sätze einschränken kann, die sich im Experiment beweisen lassen. Mathematik lässt sich eben nicht auf logische Syntax reduzieren. Mathematik ist offen, nach oben, weit hinaus.

Genau das nannte Gödel »rationale Metaphysik«. Für mich sind das die Erfahrungen der grenzenlosen Verbundenheit mit dem ganzen Kosmos, die Erfahrung der absoluten Weite und Grenzenlosigkeit, die mich in Hawaii überwältigt hatten. Beschrieben durch die dort praktizierte Huna-Religion. Im Leben unter Palmen erprobt. Bloß nicht beweisbar.

So what? Warum muss man alles mit den Instrumenten beweisen, die uns Mathematiker und Physiker mit ihrer überschießenden Intelligenz und ihrem gelegentlich auftretenden Größenwahn vor die Füße geworfen haben?

Das eigene Erleben wird nicht realer oder richtiger dadurch, dass es sich von irgendjemandem nachrechnen lässt.

Lassen wir das also doch.

Dem Geist auf die Sprünge helfen

Gar nicht so einfach! Denn tief in uns drin steckt die Vorstellung, dass jedes Problem, erstens, gelöst werden müsste. Und dass, zweitens, nur wenn die Ursache erkannt wurde, eine Wendung zum Besseren möglich ist. So ist unser Denken geschult.

Warum träumen vernünftig ist

Heißt in der Praxis? Wir analysieren, bis uns das Hirn glüht. Und kommen doch zu keinem Ergebnis. Gehen wir einen anderen Weg. Stellen wir uns einfach einmal vor, es würde über Nacht ein Wunder geschehen. Am Morgen sei das Problem plötzlich verschwunden. Jetzt brauchen wir nur noch zwei Fragen zu beantworten:

- Woran merken wir, dass sich so ein Wunder ereignet hat?
- Wie fühlt sich dieser neue Zustand an?

Der Trick geht so: Auch wenn wir nicht wissen, wie das Problem jemals gelöst werden könnte, so haben wir doch eine untrügliche Wahrnehmung dafür, wie es sich anfühlt, wenn das Wunder eingetreten ist. Und dann passiert es: Wir sehen den Weg zum Wunder vor uns. (Und spüren auch deutlich, ob wir das Wunder wirklich wollen – oder nur dachten, es wollen zu müssen, weil alle es wollen …)

Ich nenne das Ganze: träumen. Überlassen wir die Arbeit an der Lösung jemandem, der sich damit auskennt: dem Unterbewusstsein. Das Unterbewusstsein ist die stärkste gestaltende Kraft unserer Existenz. Wir nutzen es zu wenig. Wir sind zu vernünftig. Wir sind zu sehr Analytiker.

Affirmation und andere A-Wörter

Nun ist das Unterbewusste keine geheimnisvolle Fernsteuerung unserer selbst, die uns wahllos durch die Weltgeschichte schickt. (Wir erinnern uns: Auch die Gene können uns nicht programmieren.) Auch das Unterbewusstsein haben wir ein Stück weit in der Hand. Und zwar über »Affirmationen«.

Das können Wunschbilder sein, die wir uns immer wieder selbst vorsagen. Und damit das Türchen zum Unterbewusstsein öffnen. Das Neue, das Erwünschte, das Traumbild können wir so hineinschubsen. Dann müssen wir nur noch abwarten. Gut – das funktioniert nur im Rahmen dessen, was realistisch ist. Affirmationen wie »Ich bin morgen drei Meter groß« oder »Nächste Woche werde ich Papst« sind offensichtlich Unfug. Aber realistisch machbare Marathonzeiten? Der Wunsch, eine Familie zu gründen? Doch mal das eigene Buch zu schreiben? So etwas lässt sich befördern mit Affirmationen.

Affirmationen helfen aber nicht nur beim Größerdenken und Zieleerreichen, sondern sind auch effektive SOS-Mittel im Alltag. Hochwirksame Geheimwaffen, die sich jederzeit und überall einsetzen lassen. Zum Beispiel gegen … Pharmareferenten.

Pharmareferenten sind meine persönlichen Sargnägel. Das sind höfliche Menschen mit Aktentasche, die Ärzte in der Praxis besuchen und ihnen etwas verkaufen wollen. Dauert jedes Mal zehn Minuten. Klingt nicht viel, aber … In einer großen Kassenarztpraxis kommen im Schnitt 15 Referenten täglich an. Beanspruchen 15 mal zehn Minuten … Wer kann sich das leisten? Ich konnte und wollte mir das in meiner Kassenarztpraxis damals überhaupt nicht leisten. Und sprach Klartext:

»Sie, hören Sie mal, Sie kosten mich zehn Minuten. Und die anderen 14 auch. Und 15 mal zehn Minuten sind zweieinhalb Stunden, die mir jeden Tag verloren gehen. Das geht einfach nicht.«

Antwort? Höflich und verständnisvoll.

»Da haben Sie völlig recht, Herr Doktor, aber Sie sollten das neue Medikament unbedingt auch deswegen ausprobieren, weil die Nierenfunktion im Vergleich mit anderen Antibiotika …« Der gut geschulte Pharmareferent hört nicht auf. Der darf und kann auch gar nicht aufhören. Das ist schließlich sein Beruf, und das Gespräch hat er auswendig gelernt. Was also tun?

Affirmation. Sobald heute ein Pharmareferent meine Praxis betritt, erschrecke ich nicht mehr, sondern denke mir: »Ich denke froh und heiter,

Glück ist mein Begleiter.« Und weil der Satz so herrlich dämlich klingt, muss ich grinsen. Unwillkürlich. Ich grinse also den Sargnagel an. Beim ersten Mal erschrickt er. Glaubt, er hätte Eigelb auf der Krawatte. Beim zweiten Mal denkt er: »Na, so ein netter Doktor!« Und wenn ich ihm jetzt meine Not mit dem Zeitverlust von zweieinhalb Stunden täglich erzähle, reagiert er plötzlich ganz anders: »Hab's verstanden, Herr Doktor. Ich leg Ihnen die Probe hier hin und bin schon wieder weg. 15 Sekunden.« Stimmt. 15 Sekunden. Und 15 mal 15 Sekunden … die habe ich. Problem gelöst.

Die »Geheimwaffe« funktioniert

Wie gelöst? Nicht auf der rationalen Ebene. Ganz anders. Mir selbst habe ich mit der Affirmation klargemacht, dass ich beim Anblick von Pharmareferenten nicht in den Kampfmodus wechseln muss. Gleichzeitig komme ich in Kontakt mit den tiefsten menschlichen unbewussten Bedürfnissen meines Gegenübers. Der will ja auch nur gemocht werden! Also lächle ich den Sargnagel an. Suche echten Blickkontakt. Ganz echt! Nicht die übliche Höflichkeitsgrimasse, die jeder Vertreter aufsetzt und die man sofort durchschaut. Echtes Lächeln kommt von innen. Ist tatsächlich auch unabhängig vom Gegenüber. Weil es von der eigenen Affirmation ausgeht – und nicht von der Nase des Vertreters.

Dann kann alles passieren: Ich kann den Referenten plötzlich sympathisch finden. Oder erkennen, dass ich einem wirklich harten Hund gegenüberstehe. Dann hilft der nächste Gang: Turboaffirmation:

»Ich denke froh und heiter,
Glück ist mein Begleiter,
Du …***!«

(*** Hier ein beliebiges A-Wort einsetzen)

Klappt immer. Meine persönliche Geheimwaffe. Wirkt nicht nur gegen Pharmareferenten.

Wundermittel Meditation

Wenn es mit Hilfe von Affirmationen gelungen ist, unliebsame Besucher schneller zu vertreiben, ist der erste Schritt geschafft. Was aber tun, um den Adrenalinspiegel wieder zu senken? Vor allem nach Verwendung der Turboaffirmation mit integriertem A-Wort?

Da hilft Meditation. Denn Meditation bringt die zornigen Selbstgespräche zum Schweigen, die nach einer unschönen Begegnung typischerweise in unserem Inneren ablaufen.

Fakt ist: Unser Geist führt ständig Selbstgespräche. Mit einer Geschwindigkeit von 600 Wörtern pro Minute plappern wir unaufhörlich mit uns selbst. Besonders abends, wenn wir ins Bett gehen, rollt der Gedankenmüll über uns hinweg. Statt uns wohlig in die Kissen zu schmiegen und uns auf die entspannendsten Stunden des Tages, die süßesten Träume zu freuen, denken wir Müll.

Alle Aufregungen und Widrigkeiten des Tages stürmen auf uns ein: die unerledigte Arbeit, der unfreundliche Nachbar, der Stau, der Stress. Wir arbeiten dabei die Probleme nicht etwa ab, sondern machen mit unserer Gedankenmühle die schrecklichen Sachen nur noch schrecklicher. Fehler werden addiert und wuchern als hässlicher Gedankenschrotthaufen zu monumentalen Selbstvorwürfen, die den Nachtschlaf stören. Einziger Trost: Den meisten geht es so. Bei 97 Prozent der Mitmenschen rattert im Kopf beim Einschlafen die destruktive Mühle genauso. Man kennt sie auf der ganzen Welt. »Awfulizing« nennen es die Amerikaner, die Inder sagen dazu schlicht und treffend »Affengeschnatter«.

Den inneren Dialog stoppen

Jetzt die gute Nachricht: Wir können diesen inneren Dialog stoppen. Denn wir können gleichzeitig nur einen Gedanken denken. Bleibt die Frage, welchen wir aussuchen. Das Bild von einer blühenden Wiese oder einer strahlenden Sonne schläfert uns nämlich nicht ein. Ein Gedanke bleibt höchstens ein paar Sekunden, dann drängt sich ein anderer dazwischen: Die Sonne wird zum Gesicht (Pharmareferent!). Die Wiese zum Blätterberg auf dem Schreibtisch.

Das Prinzip also: Nur einen Gedanken denken. Damit lässt sich das Zentrum im Gehirn ansprechen, das uns in den Tiefschlaf holt. Dieses Zentrum reagiert auf Wiederholung. Freut sich also,

- wenn wir eine für uns angenehme Meditationshaltung einnehmen. (Welche auch immer! Schneidersitzknoten sind nur eine Möglichkeit!),
- uns eine Minute Zeit gönnen,
- die Augen schließen
- und im Geiste ein einziges Wort wiederholen.

Probieren Sie aus, welches Wort bei Ihnen funktioniert. Oft haben Worte die größte Wirkung, die überhaupt keinen Sinn ergeben. Der Grund ist klar: Jeder sinnvolle Satz, jedes bedeutungsvolle Wort lässt die Gedanken wieder abschweifen.

Ich persönlich habe das Wort »Triathlon« als Baumaterial für mein Unsinnswort genommen und alle harten Buchstaben weggelassen. So wurde nach einigen Versuchen »iamon« daraus. Einfach, schön und herrlich sinnlos. Wenn wir dieses Wort im Geist wiederholen, bis es die Augen sehen und die Ohren hören, landen wir direkt im Reflextiefschlaf, im Alpha-Zustand, mit seinen verlangsamten Gehirnströmen. Also da, wo wir unseren Körper nicht mehr spüren.

Regelmäßige Meditation kreiert einen kleinen Zwischenraum zwischen der Störung und der Reaktion. Jahrelange Meditation führt zur inneren Freiheit! Man kann wählen, wie man sich fühlen will, meistens jedenfalls. Und wenn die Wahl nicht gelingt, dann wird man zumindest von den eigenen Emotionen nicht aufgefressen, kann sie mit Abstand beobachten. Das gilt sogar für Angst. Und dieser innere Abstand nimmt fast jeden Stress. Eine wirklich nützliche Burnoutprävention. Deshalb ist Meditation der vierte Schlüssel zur Gesundheit.

Vierter Schlüssel: Meditation

- Der vierte Schlüssel zur Gesundheit gibt dem Geist den Raum, den er braucht, um den Weg für uns zu finden. Der Geist arbeitet eng zusammen mit dem Körper – und der Körper braucht den Geist, sonst hat er kein Bild von sich selbst.

- Der Schlüssel öffnet dann neue Türen zur Gesundheit, wenn wir den Geist nicht nur als Instrument der Rationalität verstehen. Sondern auch Emotionen zum Denken nutzen.

- Und Träume.

- Aus der Mathematik wissen wir, dass sich ohnehin nicht alles berechnen lässt und viel mehr zwischen Himmel und Erde möglich ist, als Naturwissenschaftler häufig glauben.

- Deshalb ist es auch nicht irrational, dem eigenen Unterbewusstsein mit Affirmation und Meditation Flügel zu verleihen.

- Wir brauchen mehr Bewusstsein dafür, dass der Verstand nicht allein den Weg für uns finden kann – sondern nur in Kontakt mit dem, was noch in uns ist: Gefühle, Träume, Wünsche, Ahnungen.

Dann sehen wir plötzlich den richtigen Weg.

Zu unserer Heilung.

Gerade eben habe ich ein nachdenkenswertes Zitat gefunden: »Die Natur hat jederzeit recht, und gerade da am gründlichsten, wo wir sie am wenigsten begreifen.« Johann Wolfgang von Goethe. Liebe Sonntagsgrüße von Gundula!

Gundula K., 12.06.2016 im Forum

Klug und schlank – Fett sei Dank!

Ramona S., 21.04.2016 im Forum

Einer jungen Frau haben die Ärzte vor vier Jahren gesagt, sie wird noch drei Monate leben!!! Gebärmutterhalskrebs mit Metastasen in der Lunge. Sie dachte sich: ihr A...lö...! Ging in das Krankenhaus St. Georg in Bad Aibling. Der Chefarzt versuchte es, und sie hielt sich exakt an diese Ernährung: keine Kohlenhydrate, viel Eiweiß, viel Bewegung. Gott sei Dank, sie lebt noch, und sie sieht sehr gut aus!

»Ein bisschen Alltag gefällig?«, News vom 11.09.2014

Hallo Bert, es gibt ja nicht nur Burnout, sondern auch Boreout. Wie sieht es damit aus?

Friedemann H., 29.07.2014 im Forum

Ich war Diätassistentin mit nachfolgender Weiterbildung zur Ernährungsberaterin und habe während meiner Tätigkeit oft das Gefühl gehabt, dass diese Beratungen so nicht funktionieren. Niemand hatte ein offenes Ohr für meine Bedenken, diese Widersprüche, kein Fachverband, keine Arztpraxis! Dann habe ich aus diesem Konflikt heraus mein Handwerk niedergelegt, eine andere Arbeit gefunden, und gleichzeitig habe ich Sie entdeckt! Welch ein Glück!!! Als bekennende Ketarierin und Nicht-Diätassistentin fühle ich mich in vielem bestätigt, was meine Bedenken von früher ausgelöst hat.

»Das Gewissen«, News vom 22.03.2014

... leider iamone ich noch viel zu wenig, jedoch kann ich folgendes sagen: ich habe manchmal einen kleinen »abflug«, auch wenn ich an was denke dabei, ist mir aufgefallen, aber oft, wenn ich es eine weile schaffte an nichts zu denken und dann ein gedanke kommt und irgendwie die anspannung, an nichts zu denken, kurz weggeht, dann fühle ich ES. wenn ich es nun schaffen würde, entspannter an nichts zu denken, wäre es wohl perfekt. beim nichts-denken stelle ich mir immer verschiedene bilder vor, wo das wort iamon an einer anzeigetafel aufleuchtet, an die wandtafel geschrieben wird, auf einem transparent mitten in einer demo steht und alle iamon rufen etc. das hilft so weit ganz gut, an nichts anderes zu denken ... an gar nichts denken, auch nicht an diese bilder, obwohl sie ziemlich statisch sind, ob das geht, weiß ich nicht ...

Markus B., 5.10.2011 im Forum

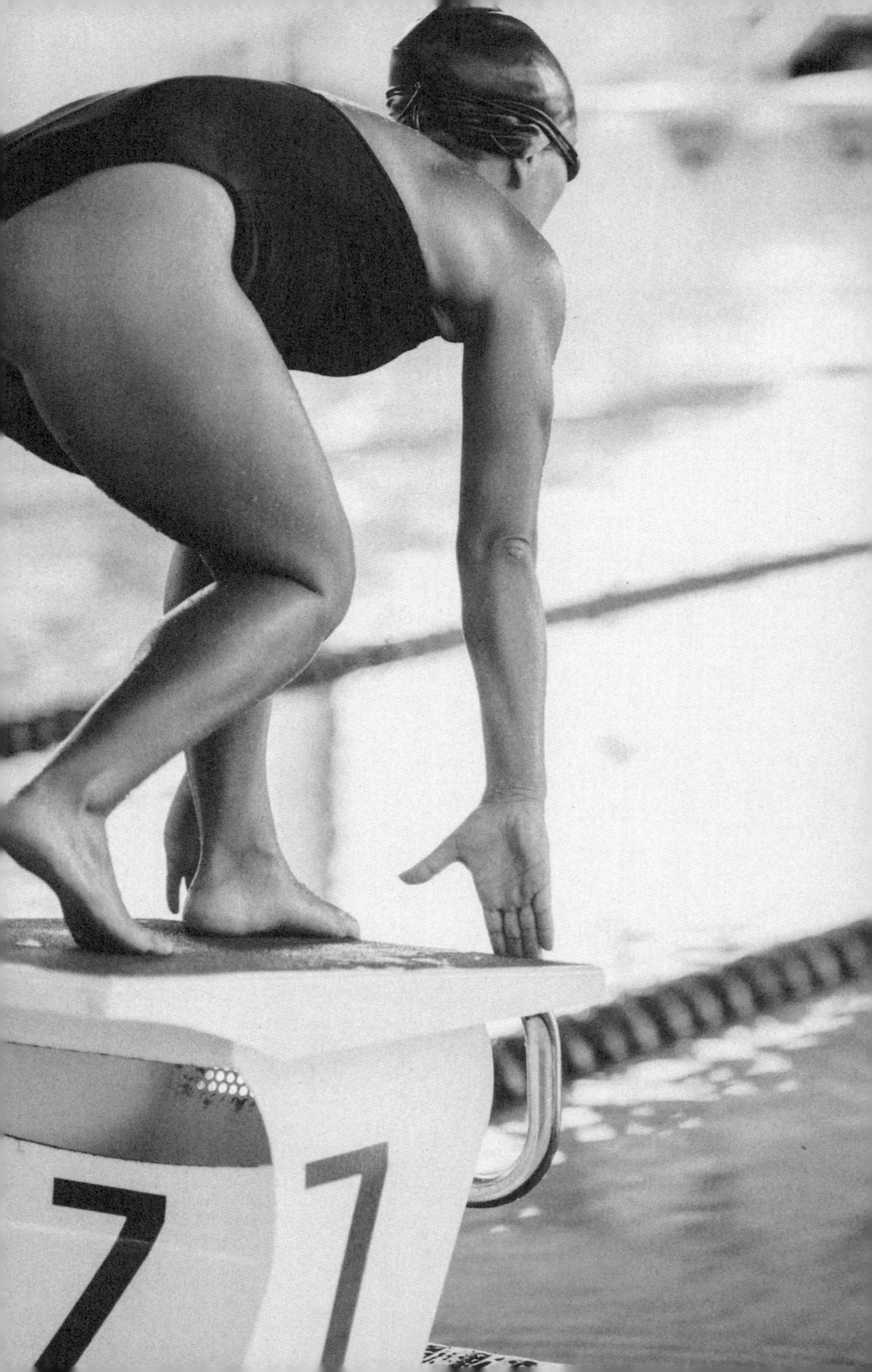
7

5.

Deine Zeit ist jetzt

Von der Kunst, im Hier und Jetzt zu leben. Warum wir das von Rehen und Kindern lernen können.
Was das mit Achtsamkeit zu tun hat. Und warum man nur dann erfolgreich sein kann, wenn man sich komplett auf sein Tun konzentriert. Statt auf sein Ego.

Jedes **Kind** macht uns vor, wie **Glück** geht.
Weil es wahrhaft **im Jetzt lebt**.

Zeit ist relativ

Weshalb gibt es Krankheit? Weil wir uns ihrer bewusst sind. Auch ein Reh mag mal Bronchitis bekommen oder einen blauen Fleck am Bein. Das »weiß« es aber nicht. Ist nur eine andere Form des Seins, ein anderer Zustand. Aber eben keine Krankheit.

Kann man auch gescheiter formulieren: Dieses so störende Bewusstsein ist nicht einfach »bewusstes Sein«. Das ginge ja noch. Ich bin, und ich weiß, dass ich bin. Punkt. Aber eben: Punkt. So dürfen Sie sich einen meditierenden Mensch vorstellen. Der »ist« einfach. Das war's.

In der Zeit verirrt

Dummerweise tut unser Bewusstsein etwas anderes: Es transzendiert die gegebene Wirklichkeit. Es reißt sich los vom schlichten Sein, es wird frei für »einen Horizont von Möglichkeiten«. Jetzt fängt der Ärger an. Wir stürzen ab in ein Durcheinander der Zeit:

- Kleben an einer Vergangenheit, die uns bedrängt,
- bekommen die Gegenwart nicht zu fassen, weil wir uns nicht auf das Hier und Jetzt konzentrieren können,
- sondern uns im Geiste in die Zukunft versetzen, die wir uns entweder als Utopia ausmalen oder als Dystopie – eine Drohkulisse, in der unsere Sorgen Theater spielen.

Eine perfekte Beschreibung des Menschen. Und gleichzeitig die Erklärung von Krankheit. Dieses lästige Bewusstsein bringt uns die Einbildung nahe, dass die Vergangenheit uns bedränge.

Dabei ist es doch so klar: Vorbei ist vorbei. Unwiderruflich. Abgeschlossen. Weg. Gilt für jedes Tier. Oder die Zukunft: Zukunft ist nicht existent. Irgendwann einmal. Jetzt ist ein Lüftchen im Nichts. Macht uns aber Sorge. Während wir es nicht schaffen, in der Gegenwart zu leben, weil die ewige Grübelei uns ebenjene entzieht. Könnte man uns als ver-rückt bezeichnen?

Während ich diesen Text diktiere, sehe ich einem Reh zu. Wie es Äpfel kaut. In aller Gemütsruhe. Aus drei Meter Entfernung. Und mich ab und zu anguckt. Durch mich durchguckt. Das Reh lebt jetzt. Und genießt.

Weshalb wir das nicht können? Noch einmal: weil wir ein Bewusstsein haben. Der Mensch geht eben nicht in der Natur auf. Er ist, wie Nietzsche einmal sagte, das *»nicht festgestellte Tier«*. Eben gerade nicht. Guck ich mir meine Rehe an, würde ich auch gerne ein »festgestelltes Tier« sein. Und einfach leben.

Oder doch nicht? »Der Mensch kann sich nicht auf seine Instinkte verlassen, er hat zu viele Optionen«, schreibt Rüdiger Safranski. »Es gibt zu wenig Zwang und zu viel Freiheit. Wo ihn die Natur im Stich lässt, musste er, um überleben zu können, seine Evolution selber in die Hand nehmen.«

Dazu musste er das Nachdenken erlernen. Und so kam er zu seiner Phantasie. Darin hat er immer schon mal gedanklich auf Probe gehandelt, bevor er dann wirklich gehandelt hat. Ist zum Beispiel schon lange vor der Zeit geflogen, als Lufthansa an den Start ging – denken wir nur an Ikarus. Wir sind sogar in Gedanken schon lange vor 1968 auf dem Mond gelandet (»Von der Erde zum Mond«, Jules Verne 1865; »Frau im Mond«, Film von Fritz Lang, 1929).

Das Bewusstsein und die Phantasie haben den Menschen also weit vorangebracht. Genau deshalb haben wir aber auch so viel Angst. Weil beim Menschen »die Phantasie stärker entwickelt ist als die Instinkte, sieht er in der bedrohlichen Außenwelt lauter phantastische Kausalitäten.«

Angst macht langsam

»Phantastische Kausalitäten« sind nichts anderes als Glaubenssätze. Das Gehirn ist oft vollgepackt mit hinderlichen Glaubenssätzen. Ich begegne ihnen täglich. Meine Patienten präsentieren sie mir ungewollt im Nebensatz. Die meisten dieser Sätze sind gemalt auf dem Hintergrund der Angst. Angst vor Mangel, vor Armut, Angst vor Fehlern, Angst, nicht ganz perfekt zu sein, Angst vor Schwierigkeiten.

Dabei ist Angst etwas Irreales, etwas, das das Leben in der Regel völlig grundlos vergiftet. Angst sieht mit besonderer Schärfe da etwas, wo gar nichts ist – »und übersieht so, was vor Augen liegt«. Ganz herrlich formuliert von Philosophie- und Rhetorik-Professor Jürgen Werner:

»Die Angst ist ein Überschuss an Sehkraft angesichts eines Mangels an Sichtbarem.«

Und das wirft uns aus der Zeit. Denn aus Angst wird Sorge. Und wer sich Sorgen macht, der tut erst einmal gar nichts. Er grübelt, kalkuliert, plant – aber bleibt in seiner Starre stecken. Warum das so ist, erklärt Werner so: »Wer sich sorgt, ist gelähmt, obwohl er beschäftigt ist: mit sich und seiner Verzweiflung. Weil sich der Sorgende vor allem um sich selber sorgt, um sich und seine Sorge, kommt er nicht voran.« Und er wird noch heftiger, der Professor von der Uni Witten/Herdecke:

»In der Sorge stellt sich der Tod vor, als sei er besonders lebendig.«

Drum meditieren wir. Drum laufen wir. Ein Versuch, unser dämliches Bewusstsein ein kleines bisschen einzuschränken, damit es endlich nur noch »bewusstes Sein« sein möge.

Überstürzen

Gar nicht so einfach. Wir haben nämlich nicht nur das Problem, vor lauter Angst in der Zeit stecken zu bleiben – es kann uns auch das Gegenteil passieren: Wir erleben die Welt um uns herum als zu langsam. Verlieren den Kontakt zur Vergangenheit und zur Zukunft, haben kein Gefühl mehr für das Kontinuum unseres Lebens, laufen nur noch gehetzt und gedankenlos durch die Gegend, immer auf der Suche nach dem nächsten Kick. Diagnose:

Manisch.

Manisch erkrankte Menschen fallen genauso aus der Zeitstruktur heraus wie depressive Menschen, die immer das Gefühl haben, es sei sowieso schon zu spät, sie könnten nichts mehr retten oder ändern, und die im ewigen Trauerspiel mit dem Titel »Hätte, hätte, Fahrradkette« gastieren.

Menschen, die von Manie betroffen sind, leben »von Moment zu Moment in immer anderen Weltfragmenten«. Und mehr noch: »Sie stolpern quasi von einer Gegenwart in die nächste.«

Sie befinden sich also glücklicherweise im Hier und Jetzt, können sich dabei aber nicht wirklich glücklich schätzen, weil sich ihr Verstand verabschiedet hat und sie nicht mehr das große Ganze sehen können.

Sinnloses Zapping statt in Echtzeit gelebter Lebensgeschichte …

Du bist, was du tust

Am sinnvollen Tun in sinnvoller »Echtzeit« mangelt es uns heute häufig. Wir tun hektisch zu viel oder wie gelähmt zu wenig. Offenbar tun wir heute gerne auch nur mal so, als täten wir etwas. Meine nicht nur ich, meint auch Lars Vollmer, promovierter Ingenieur und Wirtschaftsexperte. In seinem Buch »Zurück an die Arbeit« behauptet er, in vielen Unternehmen würden Mitarbeiter geradezu systematisch davon abgehalten, produktiv für den Kunden zu arbeiten. Stattdessen, schreibt er, säßen sie in Meetings zusammen, versicherten sich gegenseitig, wie wichtig sie seien, und »spielen Arbeit«.

Weniger Ego ist immer noch mehr als genug

Im Sport läuft es mit dem sinnvollen Handeln in Echtzeit oft auch nicht wirklich gut. Da wird darüber nachgedacht, ob man günstig genug gekleidet ist, ob der Bizeps auch schön glänzt … Diese egozentrischen Gedanken schieben sich vor die Konzentration auf das Laufen. Und behindern das Laufen.

Das Gleiche in der Praxis: Da wird ausführlich über Schwierigkeiten berichtet, über den übergroßen Stress, die viele Verantwortung, die ja nun mal mit der eigenen glänzenden Karriere einhergeht ... Diese egozentrischen Gedanken wiederum schieben sich vor die Chance, gemeinsam neue Ideen zu entwickeln, wie man denn nun wieder gesund werden könnte.

Kennen Sie Rosenblatt? Vorname Roger? Journalist bei der »Washington Post«, Mitherausgeber des »Time Magazine« (Sie wissen schon: Man of the Year) und Universitätsdozent. Nicht unwichtig: Er hat fünf Kinder. Hat also am eigenen Leibe erfahren, dass Denken nicht ausreicht, um das Chaos in den Griff zu bekommen. Man muss auch machen. Er schreibt:

»Die Menschheit lebt seit über einem Jahrhundert nach Freud in dem Glauben, dass anhaltende und beständige Selbstanalyse gesund für den Geist sei, und vergisst dabei, wie elend sie sich deshalb fühlt. Ein gewisses Maß an Selbstbeobachtung schadet nicht, doch sie sollte sich darauf richten, was in einer bestimmten Situation zu tun ist, und nicht darauf, wer man ist.«

Der Mensch braucht den Menschen

Ja aber, was ist dann mit mir? Mit meiner Selbstverwirklichung? Tja: Die kriegen wir nicht hin, wenn wir uns ständig nur um uns selbst drehen. Davon wird uns nur schwindelig. Wer sich selbst wirklich machen will, der muss etwas machen. Muss sich selbst vergessen, wenn er in seinem Tun aufgeht, wenn er in einer beglückenden Liebe die wahre Freiheit findet, wenn er im gemeinsamen Gespräch mit anderen Menschen neue Welten öffnet.

Der Mensch findet sich selbst nicht und entwickelt sich selbst nicht in Auseinandersetzung mit der Fotofunktion seines auf einen Selfiestick aufgeschraubten Smartphones. Er braucht etwas anderes, er braucht den anderen. Hegel hat das einmal prägnant so formuliert:

»Im anderen bei sich selbst sein.«

Wenn wir weiterkommen wollen, müssen wir unser Ego hinter uns lassen. »Selfie« und »Selbst« sind eben nicht das Gleiche.

Pubertäres Zeitloch

Wer Kinder hat, der darf es noch einmal hautnah miterleben: die Zeit, in der der Geist offenbar nicht mehr so genau weiß, wo der Weg entlangläuft. Wo sich stoffelige Verstocktheit immer dann abwechselt mit unkontrollierter Impulsivität, wenn man gerade nicht damit gerechnet hat. Die Zeit, in der sich der Nachwuchs um die ganz große Frage dreht: »Wer bin ich? Wer will ich sein?« Genannt: Pubertät.

Alison Gopnik, Professorin für Psychologie und Philosophie an der University of California in Berkeley, hat mich kürzlich mit der Idee überrascht, die Pubertät sei das Ergebnis unserer modernen Lebensumstände. Sprich: ein Zeitproblem. In der Frühzeit der Menschen hätte es so etwas gar nicht gegeben. Und das hinge mit dem Zusammenspiel zwischen Gehirnentwicklung und, ja, der Möglichkeit zu handeln zusammen. Da sei also etwas zeitlich ungünstig auseinandergelaufen.

Der Gedanke geht so: In der mittleren Kindheit und frühen Pubertät, schreibt Gopnik, übte man das Jagen und Sammeln, die Kinderpflege und das Hantieren mit Kochtöpfen. Man kam »zu Potte«. Natürlich gingen die ersten Versuche schief, aber man lernte ja aus Erfahrung und unter Aufsicht der Erwachsenen. Dies passierte parallel mit der Neuverdrahtung im präfrontalen Kortex, die typischerweise in der Pubertät stattfindet. Kam dann »der Motivationsschub der Pubertät dazu«, konnten die jungen Erwachsenen damals mit Schwung an die Arbeit gehen – verfügten aber gleichzeitig schon über genügend Kompetenzen und über die Selbstbeherrschung, dies auch erfolgreich zu bewerkstelligen.

Anders heute: Die Pubertät setzt fünf, sechs, sieben Jahre früher ein, wahrscheinlich wegen der günstigen Ernährungssituation der Kinder. Der »Motivationsschub« kommt also früher. Gleichzeitig können die pubertierenden Kinder zwar im Idealfall das Einmaleins und ein paar Englischvokabeln, haben aber wenig Erfahrungen mit dem echten Erreichen von Zielen in der echten Welt. Gerade davon hängt aber die Entwicklung von Geist und Gehirn ab! Gopnik dreht also unsere Vorstellung von Pubertät und Gehirnentwicklung vom Kopf auf die Füße:

»Die Aussage, dass Erfahrungen mit der Kontrolle von Impulsen die Entwicklung des präfrontalen Kortex vorantreiben, trifft eher zu als die Behauptung, die Entwicklung des präfrontalen Kortex versetzte uns besser in die Lage, unsere Impulse unter Kontrolle zu halten.«

Die Qualen der Pubertät sind aus dieser Perspektive also die Folge dessen, dass unsere Jugend nicht mehr zur rechten Zeit ins Handeln kommen kann. Der Hormonschub kommt zu früh, der Job kommt zu spät, kein Wunder, dass es so vielen Töchtern und Söhnen heute so schwerfällt, »zu Potte zu kommen«, wie es umgangssprachlich so treffend heißt.

Glück im Jetzt

Dabei ist es doch für genau diese Söhne und Töchter alltäglich: das Gefühl der vollkommenen Vertiefung in ein Tun, ein müheloses Aufgehen in eine Aufgabe. Kinder können alles um sich herum und sich selbst vergessen. Uhrzeit? Was ist das denn?

Forever Flow

Mihály Csíkszentmihályi nennt diesen Zustand Flow. Er unterscheidet zwischen Zuständen der Überforderung, die mit Angst einhergehen können, und der Unterforderung, in denen Langeweile entsteht. Flow-Zustände treten genau zwischen den beiden Extremen auf. Also genau dann, wenn die Tätigkeit herausfordernd, aber nicht überfordernd ist. Wenn die nötigen Fähigkeiten zur Bewältigung vorhanden sind oder sie sogar ein klein wenig überschreiten. An dieser Schwelle macht ein Job Spaß. Lernen geht leicht.

Flow-Zustände kommen und gehen. Auf Knopfdruck einschalten kann man sie nicht, man kann aber alles dafür tun, dass Flow ganz leicht passiert: die richtige Balance zwischen Anforderungen und Fähigkeiten finden. Und sich auf das Hier und Jetzt konzentrieren. Die Inder nennen das: den Ventilator stoppen.

Den Ventilator ausschalten

Es gibt da diesen Unterschied: Manche Menschen laufen mit einem rasenden Geist durch die Welt, der ständig mit sich selbst plappert und in dem sich die Gedanken so schnell drehen, dass sie nicht mehr voneinander zu unterscheiden sind. In Indien nennt man so einen Geist: Ventilator.

Zum Glück können wir so einen Ventilator anhalten. Stecker raus! Langsam endet das optische Chaos, wir sehen jeden Flügel deutlich, erkennen endlich die Form des Ganzen ... Genau das tun wir in der Meditation mit unserem Geist. Wir nehmen plötzlich jede Idee einzeln wahr. Sehen sie genau an. Das ist der Zweck der Meditation: Gedanken in feste Form verwandeln.

Dieser Effekt hat mich schon vor 40 Jahren verblüfft. Dieses »das war's«. Wir nämlich gehen einen Schritt weiter. Wir gehen durch die jetzt offene Tür in ... eine andere Welt. In die Welt der Nicht-Lokalität, wie der Quantenphysiker sagt. Eine Welt, in der unser Alltag, unser Leben geformt und bestimmt wird. Ob wir das wollen oder nicht. Ob wir das wissen oder nicht. Nur: Jetzt könnten wir aktiv mitspielen. Könnten!

Jeder Mensch macht sich jeden Tag selbst. Macht sich sein ganzes Leben selbst. Der meditierende Mensch – das ist der einzige Unterschied – hat den Überblick. Den Abstand. Und deshalb bestimmt er zwar nicht sein komplettes Schicksal, aber doch die Regeln für sein Leben selbst.

Vieles ist eben keine Frage des Schicksals, sondern eine Frage der Perspektive. Eine Frage der inneren Einstellung. Und genau das ist der fünfte Schlüssel zur Gesundheit.

Geht ganz einfach: Schwamm drüber

Ob wir uns selbst oder anderen etwas vergeben können, das in der Vergangenheit passiert ist, das gehört auch dazu. Und hängt auch direkt mit unserer Gesundheit zusammen.

Messbar: Im Jahr 2013 wurden 360 US-amerikanische Studenten befragt, wie sie es mit der Vergebung halten. Ob sie sich also selbst vergeben können? Anderen? Und ob sie das Gefühl haben, dass Gott ihnen vergibt?

Ergebnis: Alle, die sich selbst und anderen vergeben konnten, und auch alle, die sich einen vergebenden Gott vorgestellt hatten, waren gesünder, weniger gestresst und verträglicher.

Andere Studien zum Thema »Vergeben« zeigen, dass die Fähigkeit, vergangene Fehltritte mit einem beherzten »Schwamm drüber« zu vergessen, zu

- mehr Lebenszufriedenheit,
- erfolgreichem Altern,
- weniger Rückenschmerzen,
- weniger Depression,
- besserem Schlaf,
- weniger Medikamentenkonsum und
- weniger Anspannung, Ärger und Stress führt.

Sich an der Vergangenheit festzuhalten bringt also nicht nur nichts. Diese schlechte Angewohnheit macht sogar krank.

Also noch ein Punkt, den wir einfach sein lassen können.

Fünfter Schlüssel: Perspektive

- Der fünfte Schlüssel zur Gesundheit zielt auf die Perspektive, mit der wir uns und die Welt um uns herum sehen.
- Wirksam wird der Schlüssel dann, wenn wir unsere Perspektive nicht einseitig auf unsere Vergangenheit legen und auch nicht verkrampft auf die Zukunft richten. Sondern – zumindest zu einem erheblichen Teil – auf das Hier und Jetzt.
- Die Kunst besteht darin, das eigene Tun als synchronisiert mit der Zeit der anderen Menschen zu erleben. Wer sich permanent als zu langsam einschätzt, neigt zu Depression. Wer hektisch und zusammenhanglos aktionistisch durch die Welt stolpert, könnte manisch sein.
- Wir können dann in der Welt sinnvolle Spuren hinterlassen, wenn wir ins Handeln kommen. Und zwar zur rechten Zeit.
- Dabei ist die Konzentration auf das Tun hilfreich. Und der Fokus auf das eigene Ego eher hinderlich.
- Wir brauchen eine neue Sensibilität für unsere eigene Lebenszeit. Nur dann können wir das Glück des Flow erleben.

Die Welt verändern.

Und die heilende Kraft spüren, die im Handeln liegt.

Komme soeben von einem Türkeiurlaub zurück. War mit vielen fetten Deutschen dort. Gehe ab sofort wieder dorthin zurück, wo ich bereits 2002 war; 70,2 kg und Finisher beim Challenger Roth. Möchte das Forum als Motivations- und Informationsinstrument nutzen. Bin gespannt, wie es mir ergeht und wann der Flow kommt.

Rudolf S. , 11.05.2011

Hi Rainer, nenn es meditieren, nenn es Flow … genau das ist es … frei von Gedanken, von Zeit, von Problemen, einfach das wohlige Gefühl, das Ankommen und »ich weiß nicht wie« … Wenn es Dir geht wie mir vor 20 Jahren, dann wirst Du dieses Gefühl gleich wieder haben wollen. Und je mehr ich es wollte, umso weniger kam es. Musste ich lernen loszulassen, die Gedanken kommen und gehen zu lassen. Heute lasse ich mich in die Meditation fallen wie in eine Daunendecke. Alles wird ruhig, die Ohren klingeln nicht mehr, der Herzschlag kommt zur Ruhe, alles ist dunkel, und nach etwa 20 Minuten werde ich »wach«. Frisch, entspannt, gelassen, mit dem Alles-wird-gut-Gefühl. Ich stelle keinen Wecker, werde automatisch munter. Und ich med. nicht abends, sonst kann ich nicht einschlafen. Na ja, das ist sicher bei jedem anders. Gruß, Christel

Christel B., 9.11.2011 im Forum

Ich persönlich muss sagen: Der Einstieg ist das Allerschwerste! Man muss eine Zeit lang extrem die Zähne zusammenbeißen und diszipliniert sein. Nach einer gewissen Zeit ist man dann drin, und es wird leichter bis sehr leicht. Man gerät in einen Flow. Es ist sehr schwer zu beschreiben. So ist es jedenfalls bei mir. Strunz kenne ich seit 5–6 Jahren. Zu Anfang danach gelebt. Dann nicht mehr, WOLLTE es aber IMMER! Habe jahrelang versucht, den Einstieg erneut zu finden. Dieses Jahr Ende Februar ist es mir gelungen. Diszipliniert wie nie die erste Zeit überstanden. Seitdem ist es quasi kinderleicht! Ich weiß nicht, ob dir das hilft. Aber anders beschreibt Strunz es in »Die neue Diät« ja auch nicht. Eine Woche lang KEINE Kompromisse. Und dann findet häufig ein Ansichtswechsel statt. Nicht mehr das Neue missfällt einem, was man seit einer Woche durchzieht, sondern das, was man VORHER gemacht hat, und woran man die ganze Woche über noch ständig dran denken musste, missfällt einem. Und dann wird's leicht!

LG Lukas

Lukas K., 10.05.2014 im Forum

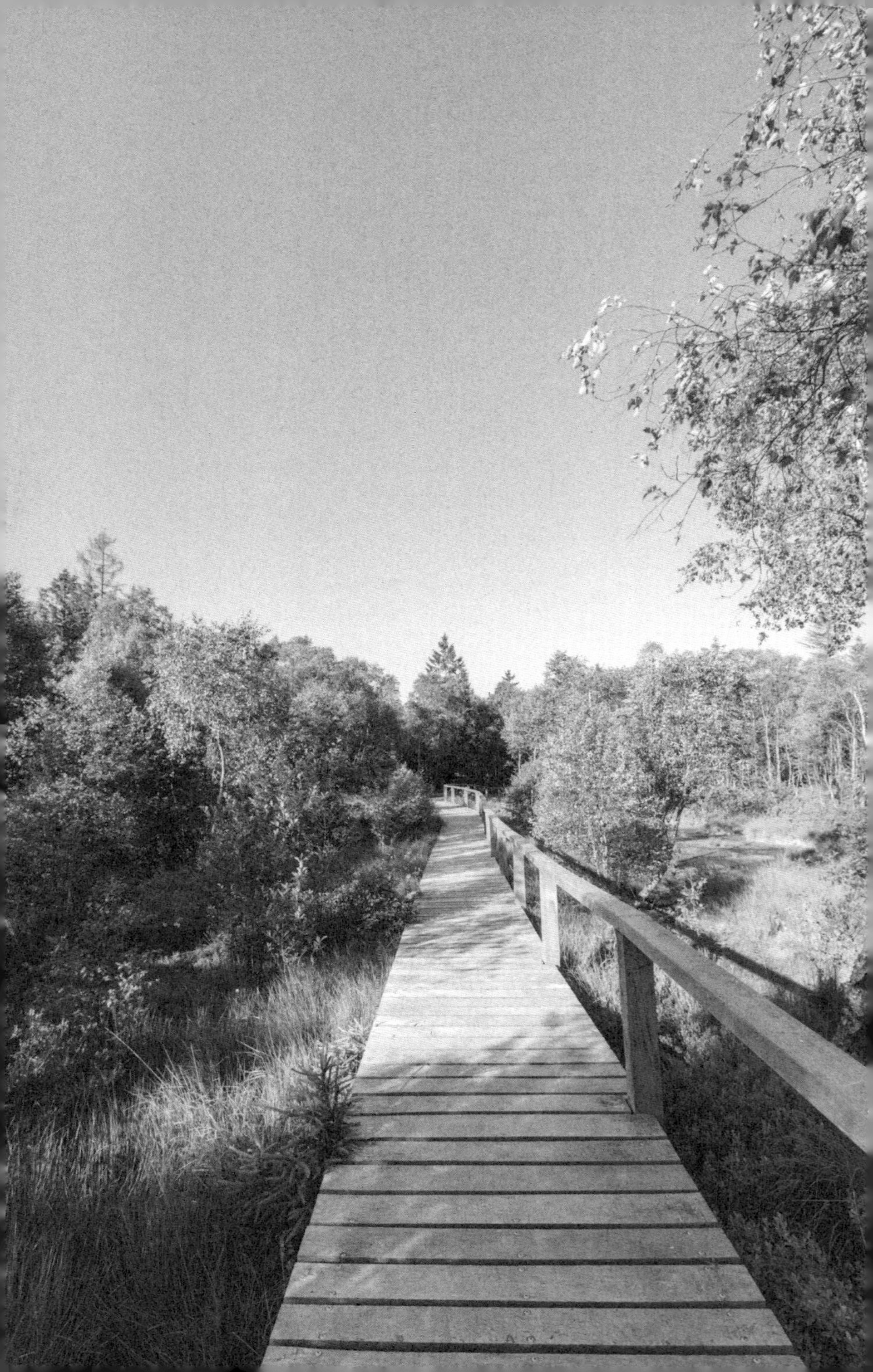

6.

Dein Weg führt nach vorn

Warum es sinnlos ist, sich an einem Leiden festzubeißen.
Wie es sein kann, dass Stress nur dann krank macht, wenn wir das glauben.
Und warum es durchaus möglich ist, mal eben die Welt zu wechseln.

Eine Glaubensfrage

Woran leidet der Mensch? Leidet er wirklich an dem Diabetes, der Arterienverkalkung, leidet er am Schmerz? Nein, er leidet daran, wie er die Krankheit, die Schmerzen in seine Glaubenssätze einpasst. »Ich habe damals eine falsche Entscheidung getroffen – das ist jetzt die Strafe dafür.« Oder: »Ich stehe immer auf der Schattenseite des Lebens und muss leiden.« Die logische Folgerung lautet: Ändern sich die Glaubenssätze, so ändert sich auch die Krankheit. Falls sie nicht gleich komplett verschwindet.

Diagnose – Strafe oder Startsignal?

Es ist tatsächlich eine Glaubensfrage: Ist ein Diabetes eine ungerechte Strafe? Eine unausweichliche Erkrankung der Moderne? Ein Normalzustand im Alter? Oder das Startsignal für ein neues Leben?

- Wenn die Erkrankung der Beginn der überfälligen Ernährungsumstellung ist und der letzte Motivationsschub, um endlich den Laufschuhen den Wald zu zeigen, dann sieht das Leben schon wieder viel positiver aus.
- Wenn die Diagnose dazu führt, die Gedanken in Ordnung zu bringen, dann kann man sogar Dank für die Diagnose empfinden.
- Wenn die Möglichkeit erkannt wird, sich ein besseres Leben zu erschaffen, ist viel gewonnen.

Das neue Leben des Allessandro Zanardi

Es ist dann sogar denkbar, dass es für den Betroffenen gar nicht mehr so entscheidend ist, ob er die Krankheit letztendlich besiegt oder nicht. Das neue Leben kann besser sein als das alte. Unglaublich, oder? Der Beobachter verändert sich und mit ihm das Beobachtete, also die Krankheit. Verschwindet. Diesen Trick hat uns einer meiner persönlichen Helden demonstriert: Allessandro Zanardi.

Die Geschichte geht so: Zanardi ist Rennfahrer. Er fährt zunächst für ein italienisches Team, gehörte nie zur Weltklasse, war aber auch nicht schlecht. Er gibt nicht auf, wechselt einfach zu den US Amerikanern, gewinnt dort 1997 und 1998 die Champ-Car-Meisterschaft, jeweils vor Saisonende. Er kehrt in die Formel 1 zurück, bleibt wieder erfolglos.

2001 passiert es dann. Beim Champ-Car-Rennen auf dem Lausitzring, nach dem Boxenstopp. Zack: Sein Rennwagen schleudert unkontrolliert auf den Asphalt, wird von einem anderen Wagen mit 320 km/h zerschmettert, zerreißt in zwei Teile. Und er?

Schwer verletzt. So gut wie tot. Wird siebenmal wiederbelebt, mit Erfolg, aber seine Beine sind nicht zu retten. Müssen oberhalb der Knie amputiert werden.

Und was macht er? Steigt wieder ins Rennauto. Zwischen 2005 und 2009 fährt er für BMW in einem speziell umgebauten Wagen die Tourenwagen-Weltmeisterschaft, gewinnt sogar drei Rennen. Das reicht ihm nicht, gleichzeitig beginnt er mit dem Marathontraining, natürlich mit dem Handbike, erreicht 2007 beim New York Marathon den vierten Platz, 2011 gewinnt er ihn. Bei den Sommer-Paralympics 2012 in London holt er Gold im Einzelzeitfahren sowie Silber im Mixed-Teamfahren. 2014 startet er nicht nur wieder bei BMW als Rennfahrer, sondern auch als Triathlet beim Ironman in Hawaii.

Dieser Mann ist behindert. Nur, wo ist die Behinderung? Wo ist das Leid? Das interessiert Allessandro Zanardi nicht. Er hat das Universum gewechselt, hat sich in einer neuen Gegenwart eingerichtet und sich eine neue Zukunft ausgesucht. Sein Fokus heißt nicht »Rollstuhl«, sein Fokus heißt »Erfolg«. Heißt »Lebensfreude«. Und dieser Fokus lässt alles andere lahm aussehen. Auf Hawaii wissen die Leute seit vielen Jahrhunderten, wie das geht:

»Energy flows, where attention goes.«

Ein Satz aus der Huna-Religion.

info +++

Posttraumatisches Wachstum

Es klingt paradox: Aber viele Menschen, die mit einer schlimmen Diagnose oder mit den Folgen eines schweren Unfalls fertig werden müssen, fühlen sich schließlich besser als vor ihrem einschneidenden Erlebnis. Grund dafür ist eine neue Dankbarkeit, überhaupt noch leben zu dürfen. Oft werden auch die eigenen Wertvorstellungen überdacht und ganz neue Prioritäten gesetzt – die Persönlichkeit entwickelt sich schlagartig weiter, über sich selbst hinaus. Das bezeichnet man als »posttraumatisches Wachstum« – im englischen Sprachraum ist der weniger dramatische Begriff »benefit finding« gebräuchlich. Zu einer derartig positiven Entwicklung kommt es erstaunlich oft: Studien zufolge gelingt es Betroffenen in 40 bis 70 Prozent aller Fälle, persönlich an dieser Herausforderung zu wachsen.

Stress? Glaub ich nicht dran

Stress ist etwas Herrliches. Ich brauche Stress. Ich lebe mit Stress. Ich liebe ihn. Er hält mich am Leben. Er gibt mir Feuer und Lebensenergie. Das erkläre ich regelmäßig in meiner Praxis dann, wenn mein Gegenüber über Stress klagt. Derjenige guckt mich immer mit offenem Mund an.

Aber es ist doch so: Wir können nicht »stressfrei leben«. Das konnten unsere Vorfahren der Marke Homo neandertalensis schon nicht (die sich auch immer mal gegenseitig aufgegessen haben – ziemlich stressige Rahmenbedingungen für so ein Leben in der frühen Zeit, und das ganz ohne internetinduzierte Beschleunigungsproblematik). Das konnte Homo sapiens nicht (der unter stressigen Bedingungen zu Fuß von Kontinent zu Kontinent zu Kontinent marschiert ist und dabei nebenher die Eiszeit überlebt hat). Und wir können es auch nicht.

Die Ehe ist stressig? Scheiden auch. Der Job ist stressig? Ein anderer Job auch. Deutschland ist stressig? Woanders ist es auch nicht so viel besser, und sogar Kanada und Neuseeland sind keine irdischen Filialen des Paradieses, auch wenn wir uns das gerne so vorstellen. Der römische Philosoph und Naturforscher Seneca hat einmal gesagt:

> **»Den Sinn musst du wechseln,**
> **nicht den Himmelsstrich.«**

Heißt ganz einfach: Wo auch immer wir hingehen, wir tragen immer uns selbst mit uns herum. Die Lösung liegt eben nicht in einer stressfreien Umgebung, in einem stressfreien Leben, sondern … die Lösung liegt in uns selbst.

Im Körper und im Geist.

Zuerst der Körper: Machen wir uns selbst unverwundbar. Bauen wir uns eine Mauer. Undurchdringlich für all die stressigen Anforderungen im Leben. Und wie baut man solch eine Mauer? Mit den Bausteinen der Molekularmedizin:

- Magnesium, das Salz der inneren Ruhe,
- Tryptophan, das uns Abstand verschafft.

Sogar ein festes Muskelkorsett (ab sechs Kilo, persönliche Erfahrung) schafft mental ein dickeres Fell.

Jetzt zum Geist: Glaubenssätze! Einer meiner Glaubenssätze lautet: Ich liebe Stress! Und schon … kann er mir nichts mehr anhaben. Tatsächlich zeigen auch wissenschaftliche Studien, dass Stress nur für den zum Gesundheitskiller wird, *der gleichzeitig glaubt,* Stress sei ein Gesundheitskiller.

Glauben Sie nicht? Tja. Da gibt es die Gesundheitspsychologin Prof. Kelly McGonigal, die zunächst immer dem Stress als Feind auf der Spur war. Weil er so schädlich sei. Weil er das Sterberisiko erhöhe. Dem folgte sie ihr ganzes wissenschaftliches Leben – und stolperte dann über eine Studie. Wurde sehr skeptisch. Und dachte komplett um. Respekt.

Für besagte Studie mussten 28 753 US-Amerikaner zwei Fragen beantworten. Erstens: Haben Sie keinen, wenig, moderaten oder viel Stress? Und zweitens: Hat der Stress keinen, kaum, etwas oder viel Einfluss auf die Gesundheit? Im Jahr 1998 wurden die Fragen gestellt, 2006 wurde nachgezählt. Wie viele der Teilnehmer lebten noch?

Dann kam das erstaunliche Ergebnis: Tatsächlich starben die Leute mit mehr Stress zu 43 Prozent häufiger. Das gilt aber nur für die – und das ist neu –, die *glaubten,* dass Stress ihrer Gesundheit schadet.

Es geht noch erstaunlicher weiter: Menschen mit viel Stress, die dies nicht glaubten, hatten kein häufigeres Todesrisiko. Im Gegenteil: Von allen Teilnehmern hatten sie sogar das geringste Risiko zu sterben. Sie lebten am längsten in dieser Studie, und zwar noch länger als die Menschen, die kaum oder keinen Stress angegeben hatten.

Fazit: Der Glaube macht den Unterschied. Wieder einmal.

Schmerz, lass nach

Gilt das auch für Schmerzen? Sind Schmerzen auch eine Frage der Perspektive und des Glaubens? Kaum zu glauben, aber: Ja.

Wenn Patienten sich wegen ihrer Schmerzen stark bemitleiden, wenn sie ständig mit ganzer Aufmerksamkeit jede Nuance des Schmerzes aufspüren – dann haben sie starke Schmerzen. Dann geht irgendwann nichts mehr. Dann sind sie nur noch Schmerz. Den Zustand kenne ich.

Es geht aber auch hier ganz anders: Selbst Schmerzen lassen sich ein Stück weit ausblenden oder zumindest mit etwas Abstand beobachten. Und plötzlich tut es weniger weh. Die Hawaiianer haben das gut beobachtet: »Energy flows, where attention goes.« Wer seine Aufmerksamkeit verändert, der verändert auch den Schmerz. Patienten kommen hier auf ganz unterschiedliche Ideen: Manche sprechen mit ihrem Schmerz. Nehmen eine Beobachterperspektive ein und schauen interessiert zu, was er gerade anstellt. Lassen sich davon aber nicht auffressen. Sie haben Schmerzen, nun gut, aber sie sind nicht der Schmerz. Das ist nicht einfach, das braucht Übung. Aber wer das schafft, der leidet tatsächlich weniger.

Der wird, wenn Sie so wollen, ein wenig zum Reh. Rehe haben nicht nur keine Zukunftssorgen, ihnen fehlen auch die kognitiven Fähigkeiten, ihren Husten oder ihren blauen Fleck am Bein zum Drama zu machen. Das Reh hat keine Worte, um seinen veränderten Zustand zu beschreiben oder zu bewerten. Es nimmt einfach hin, was ist. Ein trainierter Verstand kann das auch. Der leidet nicht.

Meditation!

Glück: Do it yourself!

Der Weg führt nach vorn, wenn wir nach vorne schauen. Dann klammern wir uns in Gedanken nicht mehr an die Krankheit, den Stress, den Schmerz. So nehmen wir dem Dunklen in unserem Leben die Macht.

Nächste Frage: Wie kriegen wir nicht nur das Dunkle weg, sondern mehr vom Hellen, vom Guten und Schönen? Dazu müssen wir nur einen einzigen Punkt wissen:

Glück entsteht durch die Wahrnehmung von Glück.

Wenn man die Wahrnehmung immer wieder gezielt auf schöne Dinge richtet, entwickelt das Gehirn eine neue Angewohnheit: Es registriert automatisch die schönen Dinge anstelle der potenziellen Probleme. Sobald dieser Automatismus einmal in Gang gesetzt ist, ist er kaum noch aufzuhalten. Einerseits sieht man viel Alltägliches mit ganz anderen Augen, und andererseits geschehen plötzlich, auf höchst wundersame Weise, immer mehr wunderbare Ereignisse! Das Geheimnis dahinter: Das Bewusstsein erschafft die Welt.

Und das Schönste an dieser Technik: Glück machen wir gewohnheitsmäßig naiv an bestimmten Dingen fest. Einer guten Note in der Schule, einem schickem Sportwagen, einer Gehaltserhöhung, einem Traumpartner. Wenn man sich aber angewöhnt, alltägliches Glück auch täglich wahrzunehmen, dann löst man sich von diesen Glücksobjekten und erlebt Glück als ständige Lebensrealität. Denn der schicke neue Sportwagen dient ja auch nur … einem möglichst intensiven Glücksgefühl.

Aus Erfahrung wissen wir, es wird nicht für Ewigkeiten anhalten. Es verliert seinen Reiz.

Die Einsicht ist einfach: Dinge geben keine Glücksgarantie. Man kann auch ohne Dinge glücklich sein, sogar mitten im Unglück kann man glücklich sein. Um die dramatischen Wolken am Abendhimmel zu sehen, braucht man keinen Sportwagen. Barfuß über eine Wiese zu laufen geht unabhängig von einer Gehaltserhöhung. Und ein Gespräch mit einem guten alten Freund bedeutet vielleicht mehr als das erste Date mit einem frisch herbeigeklickten Traumpartner aus der Datenbank.

Glück ist eine grundsätzliche Lebenshaltung. Und die kann man … erlernen. Noch ein Satz aus der Huna-Religion:

> **»The world is what you think it is.«**

Beispiel? Nehmen Sie Hawaii. Den Ironman. Das Glück im Flow par excellence. Wenn Sie Ihr Leben auf dieses eine Ereignis ausrichten, also Frohmedizin betreiben, passiert etwas ganz Merkwürdiges: Drohmedizin verschwindet im Nichts. Heißt praktisch:

- Übergewicht schwindet.
- Diabetes ist nicht möglich (der angefutterte …).
- Alzheimer entfällt.
- Bluthochdruck normalisiert sich.
- Herzinfarkt? Wie soll das gehen?
- Krebs kann im Prinzip gar nicht entstehen.

Natürlich wird hier ein Prinzip beschrieben. Einzelfälle, Ausnahmen wird es immer geben, aus immer einem guten Grund. Den man nachvollziehen könnte.

Es lohnt sich also umzudenken. Es lohnt sich, in jeder Sekunde seine Gedanken (ein bisschen) zu kontrollieren. Sich auf das Schöne, Wahre, Gute zu konzentrieren. Auch wenn diese Begriffe so … langweilig klingen. So goethehaft. Nach »Edel sei der Mensch, hilfreich und gut«. Dabei hat Goethe noch viel schönere Sätze hinterlassen:

»Halte immer an der Gegenwart fest. Jeder Zustand, ja jeder Augenblick ist von unendlichem Wert, denn er ist der Repräsentant einer ganzen Ewigkeit.«

Das Kleinste ist aufgehoben im Größten – und das Größte spiegelt sich im Kleinsten. Die wussten schon erstaunlich viel, die alten Dichter und Denker. Besser: Sie ahnten ... Heute untersuchen Physiker den Urknall, die kosmische Hintergrundstrahlung, Supernovae und Schwarze Löcher als Quantenphänomene.

Die Welt wechseln

Apropos Quantenphänomene. In den vergangenen 100 Jahren sind Physiker im Bereich der allerkleinsten Teilchen auf Phänomene gestoßen, die uns heute noch ungläubig aus der Kleidung schauen lassen. Da gibt es Teilchen, die an mehreren Orten zugleich sind, da tunneln Elektronen durch unüberwindliche Hindernisse, und miteinander irgendwie verschränkte Photonen wissen jeweils auf unerklärliche Weise, in welchem Zustand sich der verschränkte Partner gerade befindet, auch wenn der sehr weit entfernt ist. Seltsam! Aber messbar wahr.

Auf Grundlage dieser Forschungen wird sehr wahrscheinlich bald der erste Quantencomputer entwickelt. Das Besondere: Hier haben wir es mit einer Welt zu tun, in der die sogenannte Wellenfunktion herrscht, nach deren Logik sich mehrere Zustände jeweils überlagern. Nennt man Superposition. Der Quantencomputer rechnet also nicht mit den Ziffern 1 und 0, sondern mit Einheiten, die jeweils gleichzeitig beide Zustände darstellen.

Schrödingers Katze lebt in dieser Welt. Wenn sie lebt.

Oder nehmen wir Schrödingers Katze – ein viel diskutiertes Gedankenexperiment in der Physik. Sitzt die Katze in einer Kiste zusammen mit einem tödlichen Versuchsaufbau, wissen wir nicht, ob sie lebt oder nicht. Erst wenn wir in die Kiste schauen. Ist die Katze also tot oder lebendig? Oder, solange wir nicht hinschauen, vielleicht beides auf einmal?

Der in den 1970er Jahren entwickelten Dekohärenztheorie zufolge sind die Wellenfunktionen von Beobachter, Umwelt und Quantenobjekt quantenmechanisch verschränkt und lassen sich deshalb rechnerisch in eindeutige Zustände überführen. Heißt vereinfacht: Physiker können ausrechnen, dass Schrödingers Katze entweder tot ist oder lebendig, und zwar unabhängig davon, ob jemand in die Kiste guckt.

Damit wäre Schrödingers Katze aus ihrer seltsamen Zwischenwelt gerettet. Aber es ist das nächste Problem entstanden – ein Problem, das zugegebenermaßen nur bei Physikern schlaflose Nächte auslöst. Es geht so: Wenn sich nun ausrechnen lässt, dass die Katze lebendig ist – was passiert dann mit möglichen anderen Messergebnissen, die nur im Moment zufällig nicht zustande gekommen sind?

Viele Welten!

Hier kommt eine Antwort ins Spiel, auf die wiederum nur Physiker kommen können: Nun, wenn entweder die eine (Katze lebt) oder die andere Möglichkeit ausgerechnet werden kann (Katze lebt nicht), dann befindet sich die lebende Katze eben in dieser Welt und die tote Katze in einer anderen Welt.

Bumm.

Darauf muss man erst mal kommen. Bei Versuchsaufbauten, die statt zu zwei möglichen Ergebnissen theoretisch zu sehr viel mehr möglichen Ergebnissen führen, entstehen eben ganz, ganz viele neue Welten. Da können wir zwar nicht hineinwandern. Macht aber nichts. Mathematisch lässt sich zeigen, dass diese Welten da sein könnten.

Die Vielwelten-Interpretation stellt eine Übertragung der Quantenmechanik dar, die ursprünglich Feynman formuliert hatte. Seiner Vorstellung nach bewegt sich ein Teilchen von Ort A zu Ort B auf allen möglichen Wegen gleichzeitig. Man kann den exakten Weg nicht messen, weil es den tatsächlich nicht gibt. Man kann aber alle möglichen

Wege in jeweils eine andere Welt verlegen. Das ist die Vielwelten-Konzeption.

Und was heißt das für uns?

Dass wir unseren Blick ruhig ein wenig weiter öffnen können. Es ist tatsächlich vollkommen unklar, ob unser Universum nur eins von vielen ist, ob sich hinter jedem Schwarzen Loch ein weiteres Universum auftut und ob es neben unserer Welt noch unzählige andere gibt, in der andere Gesetze der Physik und der Mathematik gültig sind. Und wenn es so wäre: Ist es nicht wunderbar, dass unsere Wirklichkeit so viele Dimensionen hat? So viele mögliche Aspekte?

Leben in zehn Dimensionen!?

Es geht mir ja auch so: Die theoretische Physik fordert unsere Phantasie extrem heraus. Wobei es die Stringkosmologie noch wüster treibt: Stringtheoretiker stellen sich die kleinsten Teilchen nicht mehr vor wie Quarks oder Leptonen, sondern sehen eher fadenförmige Schlaufen (Strings!) als kleinste Elemente des Universums. Damit der Versuch mathematisch gelingt, Stringtheorie und Quantenmechanik zusammenzubringen, braucht man zehn (!) Raum-Zeit-Dimensionen: Eine Zeitdimension und dazu neun Raumdimensionen. Fortgeschrittene Physiker stellen sich jetzt vor, »dass sich sechs der neun Dimensionen aufgerollt haben«. Versuchen kann man ja mal, sich das vorzustellen. Nun ja …

Oder wir machen es uns etwas leichter und fragen bei Carl Friedrich von Weizsäcker nach, dem Bruder unseres ehemaligen Bundespräsidenten Richard von Weizsäcker. Seiner Meinung nach, die zugegebenermaßen schon ein paar Jährchen alt, aber doch immer noch brillant ist, können »wirkliche Welten« einfach durch »mögliche Welten« ersetzt werden.

Die »möglichen Welten« haben einen entscheidenden Vorteil: Die Wissenschaft braucht nicht nach weiteren physischen Universen mit Zigtausenden von Sternen, Planeten und Galaxien zu suchen. Denn wie sind »mögliche Welten« definiert?

Jetzt wird es spannend! Jede mögliche Welt wird von einem realen Beobachter kreiert. Und reale Beobachter sind wir alle, ich, meine Frau, meine Patienten, sogar die Rehe vor meinem Fenster. Jede Beobachtung ist die Realisierung einer formal möglichen Welt. Was sagt die Huna-Religion dazu?

> »The world is what you think it is.«

Heißt für uns: Wir sind frei. In unseren Gedanken können wir jederzeit die Welt wechseln. Das könnten wir zwar auch ohne die Hilfe der Physik. Aber zu wissen, dass derartige Experimente bei den intelligentesten Köpfen der Welt ganz ernsthaft durchgerechnet und dann auch noch bewiesen werden, ist doch ermutigend.

Grenze im Kopf

Glaubenssätze. Könnte man das wichtigste Geheimnis unserer Existenz nennen. Freilich: Ist gar kein Geheimnis. Ist so etwas Banales, dass man darüber gar nicht nachdenkt. Nicht erkennt, wie unser ganzes Leben geleitet wird von … tja, wenn wir so wollen, von den Weltgesetzen der Mutter, des Vaters und von anderen relevanten Personen, denen wir im Laufe unserer Biografie begegnen durften.

Wer nicht gerade zu den ganz jungen Lesern gehört, der wurde erzogen von einer Generation, deren Leben geprägt war von Krieg und Krise. Auch, je nach Himmelsstrich und Milieu, von drastischer Gottesfurcht. Die Glaubenssätze dieser Generation sind geprägt von der Angst, in Armut zu stürzen:

- Lebst du heute im Überfluss, bewahrt dich das nicht vor Armut morgen.
- Das Leben ist ein einziger Kampf.
- Glück im Spiel, Pech in der Liebe.

Die Glaubenssätze spiegeln auch die Gottesfurcht wider, besser gesagt, die Angst, in der Hölle zu enden:

- Kleine Sünden bestraft der liebe Gott sofort.
- Am Jüngsten Gericht musst du dich für jede Minute deines Lebens rechtfertigen.

Klingt furchtbar gestrig – aber hören wir uns doch um. Sätze wie diese hängen noch immer in den Köpfen fest. Weil Sie, weil ich, weil wir alle unbewusst an solche Botschaften glauben, finden wir im Alltag auch die Beweise dafür: »Sehen Sie? Ich hatte recht!«

Der Glaube bestimmt die Perspektive

Glaube ist etwas sehr Tiefes. Ist der wahre Gedanke hinter dem Gedanken. Der Glaube – und dazu gehören auch irrationale Einstellungen, Vorstellungen und Annahmen – bestimmt unsere Perspektive auf die Welt. Diese Perspektive wiederum löst Emotionen in uns aus, die sich sehr real anfühlen. Vor allem Angst und Ärger.

Angst, Panik, Schuldgefühl und Zweifel werden zum Beispiel ausgelöst durch Glaubenssätze wie:

- Es ist absolut notwendig, dass ich von jedem geliebt werde.
- Ich bin nur dann wertvoll, wenn ich Höchstleistungen bringe.
- Ich muss mir ständig Sorgen machen, nur dann bin ich auf das gefasst, was kommt.
- Ich muss für jedes Problem die perfekte Lösung finden, und es ist eine Katastrophe, wenn ich diese Lösung nicht finde.

Ärger, Aggression und Frust werden ausgelöst durch diese Sätze:

- Wer böse war, muss immer bestraft werden.
- Wenn Dinge nicht exakt so sind, wie ich es haben will, ist es eine Katastrophe für mich.
- Wenn eine Schwierigkeit auftaucht, muss ich mich heftig darüber aufregen, wie unfair die Welt ist.

Neue Glaubenssätze finden

Ausweg? Banal. Wir brauchen nur den Mechanismus zu erkennen. Wir brauchen uns nur in den Sätzen wiederzuerkennen, um auf die Lösung zu kommen. Und dann neue Glaubenssätze denken. Fangen wir heute an mit dem schönsten, den ich kenne:

**Der Herr ist mein Hirte,
mir wird nichts mangeln.**

Wir können uns mit unseren Glaubenssätzen beliebig viele Welten erschaffen. Oder aber – so würde der Physiker es formulieren – diese unendlich vielen Welten sind schon da. Aber eben nur als Wahrscheinlichkeit. Als stille Möglichkeit. Nach dem Motto aus der Huna-Religion »The world is what you think it is« wählen wir die eine Welt aus, in der wir leben. Die kann dunkel und grau sein – oder ganz hell und bunt.

Liegt an uns. Bleiben wir in den gleichen Gedanken gefangen, wird die Welt immer die gleiche sein. Wenn wir froh sind in dieser Welt ... haben wir gewonnen.

Andernfalls kennen wir jetzt den Ausweg. Denken wir uns eine andere Welt. Schaffen wir uns neue Glaubenssätze. Klingt ziemlich schlicht, ist aber in der Quantenphysik eine etablierte Vorstellung.

Und der sechste Schlüssel zur Gesundheit: Einfach glauben!

Die Grenze durchbrechen

Als Ultraman weiß man das schon lange. Klaus Haetzel kennt den Weg von einer möglichen Welt in eine andere.

Mit 38 Jahren erkrankt er schwer an Krebs. Er entzieht sich den Drohungen der Schulmedizin, begibt sich in die Welt des Zen-Buddhismus, der Meditation, der Huna-Religion, des Marathons, der Radrennen. Sein Sieg als erster Europäer beim »Ultraman« auf Hawaii, dem Dreitagestriathlon, ist für ihn kein rein sportlicher Triumph. Es ist der Sieg über seine Krebserkrankung. 1994 nimmt er am »Race across America« teil. Das härteste Radrennen der Welt, 5000 Kilometer vom Pazifik bis zum Atlantik. Jeder der wenigen hundert Finisher muss über die eigenen Grenzen hinauswachsen, anders geht es gar nicht. Kein Preisgeld winkt, keine Zuschauermassen applaudieren, sogar für die Sponsoren und das unterstützende Team muss ein Sportler selbst sorgen. Klaus Haetzel und die anderen Finisher wechseln die Universen – mit ihrer Willenskraft.

info +++

Eine Zäsur

Das Erlebnis, von einer Welt in die nächste zu treten, ist kein Produkt des Zufalls. Jeder kann es auf seine Weise, entsprechend seiner Bedürfnisse und Fähigkeiten ... planen.

- Wer gut trainiert ist, kauft sich eine Taschenlampe, sucht sich eine ruhige 20-Kilometer-Runde und läuft die fünfmal am Stück. Heute Nacht. Diese 100 Kilometer werden eine Zäsur im Leben. Er wird noch mit 90, die Urenkeltochter auf den Knien, mit glänzenden Augen davon erzählen.
- Oder: Steht um vier Uhr morgens auf und wandert auf die Zugspitze. Unbeschreiblich.
- Oder: Geht in ein Trappistenkloster und nimmt an allen Ritualen teil. Beten mitten in der Nacht. Eindrucksvoll.
- Oder: Segelt mit der Yacht über den Atlantik. Eine Grenzerfahrung.
- Oder: Setzt sich in einem Museum eine Stunde lang vor das gleiche Bild. Blickt in eine andere Welt.

Das Geheimnis des inneren Antriebs

Nun sind wir nicht nur Geist, nicht nur Glaube. Da gibt es ja noch etwas: den Körper. Den braucht der Geist, um über sich hinauszuwachsen. Genau wie der Körper den Geist braucht. Heißt also: Denken trainieren. Und: Bewegung. Und: Ernährung. Beides genetisch korrekt.

Wenn wir nach der Kraft fragen, die wir brauchen, um unseren Weg tatsächlich immer weiterzugehen, finden wir eben auch eine biochemische Antwort. Bestehend aus 47 Vitalstoffen. Existenzielle Stoffe, ohne die Leben nicht geht. Wenn nur zwei fehlen, sind wir tot.

Ein Hormon macht wach und antriebsstark

Und was genau steht hinter unserem inneren Antrieb, hinter der Motivation? Ein Professor an der Uni Los Angeles, ein Biochemiker, hat eine überzeugende Antwort gefunden. Die mein Leben verändert hat. Seine Antwort war

Phenylalanin. Eine Aminosäure. Enthalten in Fleisch, Fisch, Quark, Eiern. Essen Sie jeden Tag. Isst auch der Adler, selten die Flugente. Isst der Tiger – selten die Ziege. Isst der Hai – selten der Wal. Schon verstanden?

Frisst der Adler Fleisch, also Phenylalanin, so entsteht in fünf blitzschnellen Stoffwechselschritten ein Hormon. Ein Hormon, dass Sie kennen: Noradrenalin. Das positive Stresshormon. Das Eustresshormon. Noradrenalin macht wach und antriebsstark. Ist das Geheimnis der Motivation. Entsteht immer dann, wenn solch ein Tier frisst.

Da wurde ich stutzig: Bei mir passiert das nicht. Wenn ich mein Schnitzel esse, werde ich keinesfalls antriebsstark. Im Gegenteil. Möchte ich mich hinlegen. Sie kennen das. Wenn man einmal in die Jahre kommt, also so 28, 30 wird, überfällt einen nach dem Essen immer diese merkwürdige Müdigkeit.

Also, war mein messerscharfer Schluss, esse ich offenbar zu wenig davon. Logisch. Was habe ich getan? Bin in die Apotheke gegangen und habe um Phenylalanin gebeten. Als Pulver. 100 Gramm 82 Euro. Werde ich nie vergessen. Und mir gedacht: Jetzt geht's los. Hab mich hingesetzt, das Ding aufgemacht und bin furchtbar erschrocken. Das stinkt. Als hätte man einen großen Chemiekonzern auf Tennisballgröße konzentriert. Widerlich.

Beim Tier funktioniert es …

Aber hier ging's um höhere Ziele! Hab mir also die Nase zugehalten, habe immerhin 50 Gramm Phenylalanin geschafft und … gewartet. Gelauert. Wann geht's los? Hab mir eine Stunde gegeben. Bis das Zeug verdaut war, durch die Leber passiert ist und dann ins Blut. Kam nix. Nun wusste ich: Ich bin ein Spätstarter. Hab also zwei Stunden gewartet. Kam noch immer nix. Erinnerte mich an mein Mütterlein: Zitat: »Bub, wo nix ist, kannst auch nix erwarten.«

Inzwischen sind wir schlauer: Wir wissen, warum das beim Tier funktioniert und nicht beim Menschen. Das Tier hat zwei Katalysatoren im Blut, die diese Reaktion überhaupt erst ermöglichen.

… beim Menschen nicht

Jetzt wird's einfach: Diese geheimnisvollen Stoffe heißen **Magnesium** und **Vitamin C.** Denn um die Reaktion auszulösen, um dieses Hormonfeuerwerk nach dem Essen im Gehirn zu erleben, diesen ungeheuren Antrieb, der jeden erfolgreichen Menschen auszeichnet, dafür braucht es einen ganz bestimmten Spiegel von Magnesium im Blut. Über 0,9 mmol/l. Normalbereich 0,7 bis 1,1. Die meisten dümpeln an der Unterkante dieses Bereichs.

Und der zweite Katalysator heißt Vitamin C. »Orangen reichen doch!«, heißt es häufig. Eben nicht! Selbst mit gewöhnlichen Ergänzungsmitteln aus dem Supermarkt kommen wir nicht sehr weit. Weil jede gemütliche Hausratte sich in Ruhe ihr Vitamin C selbst produziert. Und zwar, wenn wir die Menge Vitamin C zu ihrem Körpergewicht ins Verhältnis setzen und das Ergebnis dann hochrechnen auf ein durchschnittliches Menschengewicht: minimal fünf Gramm am Tag. Und unter Stress 100 Gramm. So dass der Normalbereich für uns Menschen also irgendwo zwischen fünf und 100 Gramm pro Tag liegt. Die Ratte kann Vitamin C herstellen – der Mensch kann das nicht.

Die Natur ernst nehmen

Nehmen wir also die Natur ernst. Die uns zeigt: Sobald wir Magnesium in der richtigen Menge und Vitamin C in der richtigen Menge im Blut haben und dann ausreichend Phenylalanin zu uns nehmen … dann haben wir das, was wir uns wünschen: ungeahnten Antrieb, Lebensenergie, Entschlussfreudigkeit.

So wie jeder Adler, Tiger oder Hai. Die das für völlig selbstverständlich nehmen. Etwas, was ja auch völlig selbstverständlich ist in der Natur. In vieler Hinsicht ist der Mensch dem Tier schlicht und ergreifend unterlegen. »Ein Halbfabrikat«, schreibt Rüdiger Safranski. Ein »Wesen, das nicht restlos fertig ist, sondern sich erst noch vervollständigen muss und dafür die bemerkenswerte Fähigkeit besitzt, die natürlichen Mängel mit Geschick und Intelligenz zu kompensieren.«

Neben Geschick und Intelligenz wirken also Vitalstoffe, Laufen und Meditation medizinische Wunder, möchte ich hier ergänzen.

Sechster Schlüssel: Glauben

- **Der sechste Schlüssel zur Gesundheit schließt die Tür zu neuen Welten auf.**
- **Es macht nämlich einen messbaren Unterschied, ob wir uns mental im Tal der Schmerzen befinden oder auf unserem Weg durch eine wunderschöne, bunte Welt voller Glück. Ungebremst, immer weiter.**
- **Glück ist eine Frage der Einstellung. Der Haltung. Glück entsteht durch die Wahrnehmung von Glück. Selbst dann, wenn man eine ungünstige Diagnose bekommen hat.**
- **In unserer Alltagserfahrung ist es natürlich nicht möglich, sich auf den Weg in eine andere Welt zu machen. Ermutigt durch die Ergebnisse der theoretischen Physik können wir es trotzdem einfach wagen: Warum denken wir uns nicht einfach zwischendurch in eine andere, eine mögliche Welt, um uns hier ein wenig Luft zu verschaffen?**
- **Wer glaubt, das geht nicht, braucht nur diesen einen Glaubenssatz auszutauschen. Und sich zu sagen: Das geht. Nein, nicht »in echt«.**

Aber mental. Und das fühlt sich real an. Und kann in schwierigen Zeiten wirklich helfen, weiter auf dem eigenen Weg zu gehen.

- Damit uns auf dem Weg nach vorn nicht der innere Antrieb ausgeht, helfen die Antworten der Biochemie: Phenylalanin, Magnesium, Vitamin C. Gehören unbedingt ins Reisegepäck.
- Wir brauchen wilderes Denken, um neue Wege für uns zu finden. Das können wir uns ausgerechnet bei denen abschauen, die wir immer für so verstaubt und weltfremd hielten: bei den führenden Meistern der Physik und Mathematik. Die machen uns Mut:

Die Grenze im Kopf wegzuräumen.

Um immer weiterzugehen.

Noch vor 6 Monaten wog ich 114,8 kg bei einer Größe von 1,66 m, 44 Jahre. Bluthochdruck, dafür Betablocker. Depression. Ein Besuch bei meinem Hausarzt entmutigte mich sehr. Ich fragte ihn, wie ich abnehmen könnte. Die Antwort: »Das schaffen Sie langfristig nie.« Mein Sohn: 11 Jahre, beinahe 75 kg schwer, Konzentrationsstörungen, stark ausgeprägte Lese-Rechtschreibschwäche, niederer IQ, nicht förderungswürdig – so wird das in unserem Land genannt!!! Ich bin seit 10 Jahren alleinerziehend. Also abgestempelt (zumindest dachte ich so). Die ganze Familie ständig schlecht gelaunt und mit Misserfolgen konfrontiert. Das alles war … noch vor 6 Monaten. Heute? Ich bin 25 kg leichter, habe keinen hohen Blutdruck, und meine Depressionen – einfach weg. Ich bin so leistungsfähig, wie ich es noch nie war. Kinder, Haus, Garten, Arbeit, Ausbildung und tägliches Laufen (8–10 km) alles easy – kein Problem. Mein Sohn, 12 kg leichter, keine Konzentrationsprobleme mehr, Diktat unter 10 Fehlern (was für eine Leistung!), Englisch und Mathe eine 1. Wo ist nun der niedrige IQ geblieben? Mir wurde doch gesagt, ich brauche nicht auf Besserung hoffen! Erst gestern saß mein Sohn bei uns beim Frühstück und sang lautstark »Hurra, hurra, Schule ist soooo super«. Nicht förderungswürdig!!!!! Mein Fitnessalter ist von 65 auf 39 gesunken. Wie traumhaft. Glück, Glück, Glück.

»Ohne Kommentar«, News vom 26.11.2015

Mein Laufstil ist auch noch davon entfernt, dynamisch locker und … auszusehen. Das Wichtigste ist wohl aber, sich überhaupt auf den Weg zu machen.

Manfred A., 21.08.2012 im Forum

Ich bin süchtig … nach Laufen! Beim Aufstehen verspüre ich sofort, ich muss hinaus in die Natur, täglich, bei jedem Wetter, frühmorgens. Ich habe nur noch Laufschuhe – in allen Farben – für jeden Wochentag. Ich erlaufe mir täglich mein Glücksgefühl seit bald zwei Jahren.

Ich habe Ihnen bereits einmal geschrieben (die 60-jährige aus der Schweiz). Es geht mir so gut, ich möchte Sie an meiner Freude, meinem Glück teilhaben lassen. Sie waren es, der mir den Schlüssel hingehalten hat, ich habe ihn an mich genommen und bin losgerannt.

Nun wohne ich in der Nähe des Rheinfalls. Hier kann ich am Morgen wunderbar laufen, treppauf, treppab, ich kann jauchzen, schreien, singen und tanzen. Das Tosen des Wassers übertönt alles. Es ist Glück pur. Außen bin ich ein Kraftwerk, innerlich die Ruhe selbst. Ich brauche keine ruhige Insel. Sie ist in mir, ohne Affengeschnatter.

Ich werde nie mehr anders leben wollen als genetisch korrekt – Eiweiß, Bewegung und Meditation.

»Es gibt nichts Besseres«, News vom 22.08.2015

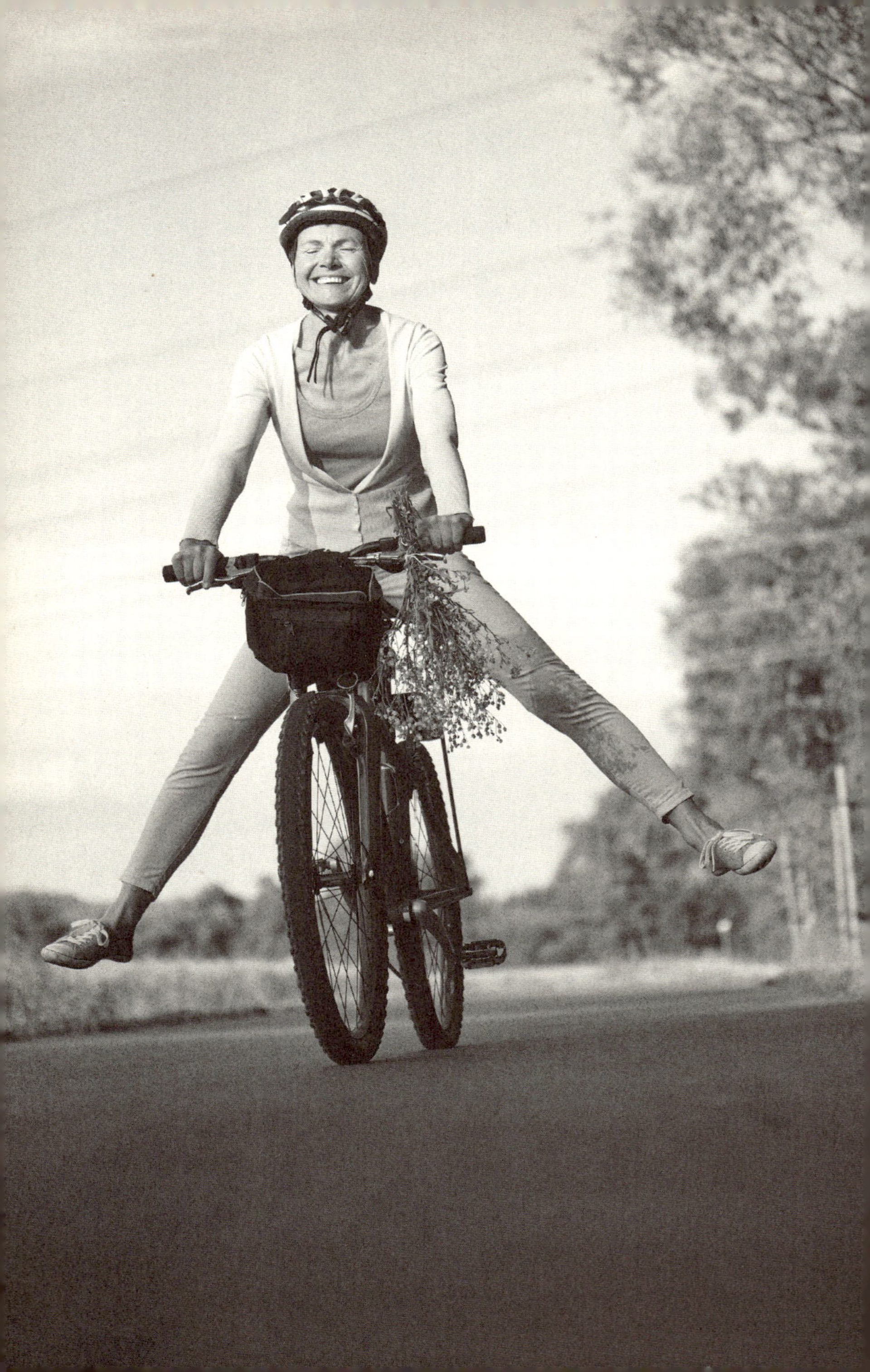

7.

Altern ist eine schlechte Angewohnheit

Es geht nicht um das ewige Leben – das kann es nicht geben. Es geht aber darum, sich über eine lange Lebensspanne fit, fröhlich und jung zu fühlen. Wie das geht, können wir ausgerechnet am Nordpol lernen. Wahlweise am Südpol.

Jung für immer

Mein Hobby ist die ewige Jugend. Nicht das ewige Leben. Das ist ein bisschen lächerlich. Kein Mensch möchte 1000 Jahre alt werden, um dann 900 Jahre im Rollstuhl herumgekarrt zu werden. Nein, das will niemand. Aber Sie alle und auch ich haben den gleichen Wunsch: Solange wir leben, und es ist dabei völlig gleichgültig, ob 80 oder 100 Jahre, solange wir leben, wollen wir fit sein, dynamisch sein, im Hirn funktionieren, uns noch freuen, unser Geld ausgeben können und solche Sachen. Wie das Luis Trenker einmal so unnachahmlich ausgedrückt hat: Mit 90, hat er gesagt, will ich mir meine Schuhe noch selbst zubinden können. Recht hat er.

Fit mit 90 Jahren

Der alpenbegeisterte Wintersportler, Schauspieler, Regisseur und Schriftsteller war im Ersten Weltkrieg als Bergsteiger eingesetzt, nahm 1924 bei den Olympischen Winterspielen in Chamonix als Mitglied der italienischen Fünfer-Bobmannschaft teil. Um seine Aktivitäten in der Nazizeit soll es hier nicht gehen, das ist sein dunkles Kapitel … Nur darum: Er ist sein Leben lang die Berge hochgelaufen oder geklettert, er hat sich angestrengt und ist alt geworden: 102 Jahre. Noch mit 90 hat er ein Video herausgegeben. Mit einem bemerkenswerten Satz:

»Wissen Sie was, ich mit 90, ich bin fei jung!«

Leistung lange erhalten

Das ist der Grund, warum ich die Wochenschrift *Der Spiegel* von hinten lese. Hinten finden sich die Todesanzeigen. Die interessieren mich am meisten. Weshalb? Da werden berühmte Menschen porträtiert, die in der jeweils vergangenen Woche gestorben sind. Die interessieren mich. Und da finde ich viel zu häufig 60-Jährige, 65-Jährige, 70-Jährige, die dahingeschieden sind. Menschen, denen wir viel verdanken und von denen wir noch viel hätten erwarten können. Hätten!

info +++

Von wegen Leistungskurve ...

Das »Gesetz des Leistungsabfalls« besagt, dass mit 25 Jahren das Leistungsmaximum erreicht wird. Es kann etwa bis zum 30. Lebensjahr aufrechterhalten werden, und danach fällt die Leistungsfähigkeit ab, mit etwa einer Geschwindigkeit von 1,5 Prozent pro Jahr. Heißt, dass man in zehn Jahren 15 Prozent physisch weniger leisten kann, mit 60 fast 50 Prozent weniger. Mit 90 wäre man nach diesem Gesetz automatisch tot. Was natürlich Unfug ist.

Muss man tatsächlich mit 30 schlapp werden, mit 40, 50 kränklich, um dann mit 60, 70, 80, spätestens 90 das Zeitliche zu segnen? Nö! Warum denn auch? Mancher baut mit 73 eigenhändig ein Haus, eine andere läuft mit 83 Triathlon, und wieder ein anderer geht mit 91 zur Uni. Warum denn auch nicht?

Genauso sieht es auch Prof. David Costill, Emeritus der Ball State University in Indiana, USA, der am Leistungsphysiologischen Institut geforscht hat. Ergebnis: Die jugendliche Leistungsfähigkeit ab dem 25. Lebensjahr lässt sich bis ins 60. Lebensjahr aufrechterhalten. Mittlerweile gibt es genügend wissenschaftliche Untersuchungen, die es bestätigen: Zeitlich umfangreiches und vor allem intensives Training verlangsamt den altersbedingten Leistungsabfall oder hält ihn auf.

Das Schönste an der Geschichte: Immer wenn Costill seinerzeit die berühmten Vorträge gehalten hat über Leistung und Jugend, stand hinten einer auf. Hinten im Auditorium. Das war Prof. Walter Bortz. Von der Uni Palo Alto in San Francisco. Damals der berühmteste Altersforscher dieser Welt, der Vorsitzende der »Gerontologischen Gesellschaft« in den USA. Und der stand auf und sagte »That's wrong, David, that's wrong.

Not until 60, but until 70!« Jeder kann, so widersprach er, seine jugendliche Leistungsbereitschaft sogar bis zum 70. Lebensjahr aufrechterhalten. Und natürlich hatte er, ganz Wissenschaftler, recht. Schon deshalb, weil er dieses Alter selbst längst erreicht hatte.

Skeptisch? Dann lohnt sich ein Ausflug. Im Oktober. Nach Hawaii. Da gibt es diesen komischen Triathlon. In Wahrheit ein vernünftiger Marathonlauf. Da wird also nicht wie beim normalen Lauf einfach losgeprescht, sinnlos übersäuert, sondern da wird erst einmal … gebadet. In aller Ruhe. Dann wird sich auf dem Radl warm gestrampelt. Tut den Muskeln gut. Bereitet vor. Und dann, dann erst geht man gut präpariert in den Lava-Hitze-Marathon hinein. Da kann man auch mit 60, mit 70 Jahren noch mitbaden, mitradeln und mitlaufen, wenn man denn fit ist.

Und jetzt? Kein Grund für »Hätte, hätte, Fahrradkette«. Auch bei denen nicht, die jetzt blitzartig verstehen, dass sie mit 30 etwas hätten tun sollen. Damit sie mit 50, 60, 70 noch leistungsstark sind. Nur … jetzt sind sie schon 32. Gute Nachricht: Es ist völlig wurscht, ob man sich das Altern mit 30, mit 50 oder 70 abgewöhnt. Es ist nie zu spät loszulaufen. Sobald das Training startet, geht der Pfeil nach oben. Das ist neu. Und das gilt im Prinzip für jeden von uns.

Rückwärts altern

Besonders schön beschrieben von einem, der's verstanden hat. Und der die Technik des »Rückwärtsalterns« für sich entdeckt hat. Interessiert?

»Sie kennen das ja schon. Immer wenn ich ein in meiner kleinen Welt großes Ziel erreicht habe, bin ich dankbar. Und denke an Sie. Am 1. Juni bin ich in Hamburg losmarschiert, und vor 4 Stunden bin ich in Oberstdorf (Allgäu) angekommen. Nach 856 km, 1,06 Mio. Schritten, 7 Bundesländern …

Ich war nie korpulent oder auffällig krank. Das Bemerkenswerte ist, dass ich seit der Lektüre von ›Frohmedizin‹ rückwärts altere.

Heißt konkret: dass ich mit jungen 50 Lenzen Marathon in 2:51 laufen kann, was mit 30 oder 40 nicht drin war. Dass ich 856 km in 3 Wochen laufen kann bei bester Gesundheit. Warum auch nicht? Wenn wir essen, uns bewegen und denken nach ›Forever Young‹, gibt es keine Limits. Statt dessen fliegen wie ein Adler, 12-Zylinder-Feeling.
Dafür möchte ich Ihnen zum wiederholten Male danken. Und nicht zum letzten Mal. Für Ihr unermüdliches Arbeiten und Schreiben. Gebetsmühlenartig. Jede Ihrer Zeilen erreicht einen Menschen, höhlt einen Stein. Sie machen diesen Planeten zu einem schöneren Ort.«

Oha. Das ist vielleicht ein bisschen viel. Andererseits: Mit 50 Jahren noch 2:51 h im Marathon …? Da macht er irgendetwas richtig. Das ist ja nicht nur so einfach dahingesagt. Das sind erlebte Wahrheiten, die selbstverständlich jeder Mensch (jeder Mensch!) in seiner Weise nachvollziehen kann. Zumindest: könnte!

Ein bisschen Spazierengehen reicht nicht

Zum Beispiel mit einem schönen langen Spaziergang. Was im Grunde ein richtiger Gedanke ist. Aber nicht ganz richtig. Spazieren ist Schreiten. Was fehlt, ist der Schwung. Und die Anstrengung.

Zuerst zum Schwung: Wer von den 50- und 60-Jährigen in unserem Land kann sich noch wie ein Kind bewegen? Kann über Gräben springen, über Zäune und auf Bäume klettern, kann sich mühelos auf den Boden setzen und wieder aufspringen? Die meisten bewegen sich überaus langsam und gesittet (die Römer nannten das »gravitas«), quälen sich ächzend in den Autositz hinein und stöhnend wieder heraus, dem Alter entsprechend, schränken sich ein. Genau das macht alt. Man kann dem entgegensteuern, indem man bewusst wieder jugendliche Bewegungen in den Alltag einbaut. Das verbessert die Beweglichkeit, macht mehr Spaß. Und schon sieht der ganze Mensch wieder jünger aus.

Was Albatrosse können

Jetzt zur Anstrengung. Um die zu erklären, machen wir einen kleinen Ausflug zu den Albatrossen. Die Albatrosse sind eine Familie von Seevögeln aus der Ordnung der Röhrennasen (nicht lachen wegen der Röhrennase: Wir selbst, wir Menschen, zählen zur Gattung der Trockennasenaffen ...). Von den 21 Arten kommen 17 in den südlichen Ozeanen vor, drei im Nordpazifik und eine in den Tropen. Den meisten werden Albatrosse wohl bekannt sein aus der Comicserie »Bernhard und Bianca«, in der ein Albatros regelmäßig als Flugzeug zum Einsatz kommt. Die häufigen Bruchlandungen entsprechen der gelebten Praxis der Seevögelfamilie, aber das nur am Rande.

Das Besondere an Albatrossen: Sie werden sehr alt (50!) und zeigen *keinen Leistungsabfall* in der zweiten Lebenshälfte. Die älteren Männchen weisen zwar leicht erhöhte Kortisonwerte auf, ein Hinweis auf Stress. Trotz des erhöhten Kortisonspiegels unterscheiden sich die älteren Vögel aber hinsichtlich des oxidativen Stresses nicht von den jüngeren. Die Immunantwort, die Schlagkraft der Antioxidantien, die Hormone, der Grundumsatz, alles ist genauso wie bei den jüngeren Tieren. Ein Grund dafür könnte sein, dass alte und junge Albatrosse in unterschiedlichen Gebieten jagen. Die älteren Vögel legen in der Regel weitere Strecken zurück als die jungen Albatrosse – einige Exemplare wurden schon an der Antarktis gesichtet.

Nun: Der Mensch ist kein Albatros, das ist klar. Aber dass ein Organismus leistungsfähig bleiben kann, dass die Natur diese Möglichkeit also erlaubt, das ist doch sehr ermutigend. Und das entspricht dem, was Prof. Costill auch für den Menschen gesagt hat.

Also: Von wegen Spaziergang um den Block. Fliegen wir doch mal ein bisschen weiter.

Geistig auf Trab

Dann hätten wir die Sache mit dem Tellerrand gleich mitgelöst. Der scheint bei Menschen im fortgeschrittenen Alter immer breiter zu werden. Wie sonst könnte man erklären, dass im Alter das Denken vieler

Menschen fast ausschließlich um Krankheit kreist. Es mangelt an Interessensgebieten. Manche sind so auf das knirschende Knie, auf den grauen Star, auf den Diabetes fixiert, dass sie sich geradezu an ihre Krankheit klammern. Weil sie sonst nichts haben? Oder weil sie vergessen haben, was sie alles haben und wie leicht das zu erreichen wäre? Hier nur ein paar dürre Stichworte dazu:

- das Herz bewegen (Freunde, Familie …),
- den Geist bewegen (altes Hausmittel: ein Buch. Oder zwei.),
- die Sinne bewegen (Natur. Oder sogar: Kultur?),
- die Hände bewegen (Kunst, Kochen, Garten …),
- oder mal: Oxytocin ausschütten? (zur Massage gehen oder singen in einem … Chor. Führt messbar zu Glücksgefühlen.)

Drum war mein Lieblingsort lange Zeit der Club La Santa auf Lanzarote. Bevölkert fast ausschließlich von jungen Leistungssportlern, denen das dauernde Jammern, die ewige Drehbewegung rund um die liebe Krankheit völlig fremd sind. Schwellende Muskeln, blitzende Augen. Dazwischen ich als verknitterter Grufti. Herrlich.

Die Lösung ist einfach

Innere Bewegung hat nicht den gleichen Effekt wie Botox. Darum geht es auch gar nicht. Ziel ist nicht der schöne, der knitterfreie Körper, den der Medizinphilosoph Cornelius Borck böse als »biopolitische Materialisierung des heutigen unternehmerischen Selbst« bezeichnet hat. Hätte sich ein Goethe, ein Einstein, ein Gandhi um die Form seiner Stirnfalten gesorgt? Absurd!

Es geht nicht um die Oberfläche. Sondern um viel Grundsätzlicheres: um den frühzeitigen Stillstand. Das Einrosten. Lässt sich verhindern! Altern ist eine Angewohnheit. Lassen wir das. Die Lösung ist einfach:

Angewohnheiten verändern!
Kostet nichts, ändert alles!

Muskeln altern nicht

Noch ein Punkt zum Thema Altern als Angewohnheit: Der Grundumsatz sinkt im Alter typischerweise ab, wenn Stoffwechselvorgänge langsamer ablaufen und die Muskelmasse abnimmt. Wenn! Aber ist es normal, dass im Alter mehr Fett im Muskelgewebe eingelagert wird? Dass die Muskelmasse nicht anders kann, als zu schrumpfen? Dass sich die Stoffwechselvorgänge verlangsamen? Nö!

Umsatz heißt Bewegung

Es ist ganz einfach: Bewegung erhöht den Grundumsatz. Weil Muskeln aufgebaut werden. Mehr Muskelmasse führt zu einem aktiveren Stoffwechsel, und mit der richtigen Ernährung kann der Körper selbst im Alter kein Fett einlagern.

Übrigens verliert humanes Muskelgewebe mit zunehmendem Alter die Fähigkeit, Glukose zur Energiegewinnung zu nutzen. Glukose heißt Kohlenhydrate. Woraus die Muskulatur immer noch Energie gewinnen kann, sind Fettsäuren. Heißt: Kohlenhydrate braucht sowieso kein Mensch. Im Alter erst recht nicht.

Dass der Grundumsatz in den Keller geht, ist also nicht von der Natur so geplant. Sondern die logische Folge, wenn sich jemand zu früh in den Lehnstuhl setzt und da sitzen bleibt. Und genau deshalb anfängt abzubauen. Alter ist eine schlechte Angewohnheit!

Genau andersrum ist es richtig: Wer sich alt fühlt, sollte einfach noch mehr trainieren. Dann klappt's auch wieder mit dem Grundumsatz. Und dann verabschieden sich auch die Muskeln nicht frühzeitig in den Ruhestand. Oder ins Nirvana.

Der Muskel macht's

Viele ältere Menschen leiden an Muskelschwund, fachmedizinisch »Sarkopenie« genannt. Muskelschwäche ist die häufigste Ursache für Stürze im Alter. Die Ursache von Gang- und Gleichgewichtsstörung. Muss aber nicht sein. Der emeritierte Muskelspezialist der Universität Konstanz, Prof. Dirk Pette, hat es einmal so schön auf den Punkt gebracht:

> **»Ein 80-jähriger Muskel weiß nicht, dass er 80 ist. Er ist präzise so trainierbar wie ein 20-jähriger Muskel.«**

So die umgangssprachliche Formulierung seiner Forschungsergebnisse. Wissenschaftlich heißt es: »Der Muskel besitzt funktionelle Plastizität und zeigt eine metabolische sowie molekulare Anpassungsfähigkeit.« Das bedeutet ganz einfach: Wenn der Muskel Arbeit kriegt, dann rüstet er auf. Lässt die richtigen Muskelzellentypen entstehen, fährt die Energiezufuhr nach oben, stellt sämtliche Stoffwechselabläufe auf »Anstrengung« um. Und das hält jung.

Seevögel machen es vor

Dass der Grundumsatz mit zunehmenden Lebensjahren geringer wird, gilt vielen als universelles Prinzip. Dabei sind die genauen Zusammenhänge überhaupt noch nicht verstanden. Und das Prinzip trifft auf etliche Arten auch gar nicht zu. Zum Beispiel auf die härtesten Extremsportler der Tierwelt: Seevögel. Was die können, ist derartig faszinierend, dass wir ihnen jetzt einen kurzen Besuch abstatten. Bei ihnen finden wir einen wesentlichen Schlüssel der Gesundheit: das Altern weglassen.

Durch Eis und Schnee

Beginnen wir mit dem Schneesturmvogel (ebenfalls ein Kollege aus der Ordnung »Röhrennase«). Er ist ziemlich klein, ganz weiß, lebt in der Antarktis. Er wird durchschnittlich 30 Jahre alt – und: das bei gleichbleibendem Grundumsatz bis zuletzt. Sein Immunsystem bleibt ebenfalls ein Leben lang schlagfertig. Auch hat weder das Alter noch das Geschlecht einen Einfluss auf die körperliche Konstitution; die Vögel mit ihren fledermausartigen Flügeln sind topfit. Der älteste jemals untersuchte Vogel war 46 Jahre alt, das wusste man aufgrund seiner Beringung. Beachtlich!

Heißt für uns: Anstrengen!

Und das war's.

Das ist der siebte Schlüssel zur Gesundheit.

Vom Sturm mitten ins Eismeer

Nächster interessanter Vogel: die Dickschnabellumme (*Uria lomvia*). Sieht ein wenig aus wie ein kleiner Pinguin und gehört zur Familie der Alkenvögel (die auch gelegentlich zu Bruchlandungen neigen, das aber nur am Rande). Dickschnabellummen leben in weiten Teilen des nördlichen Asiens, Nordamerikas und Europas. Wenn sie nicht fliegt, steht diese Lumme aufrecht herum oder legt sich auf den Bauch – eben wie ein Pinguin.

Wenn sie aber in die Luft will, ist das ein richtiger Kraftakt: Mit ihren kurzen Flügeln kann sie gar nicht einfach so abheben, sie muss erst über das Wasser rennen, und das ziemlich lange. Ist so eine Dickschnabellumme aber erst einmal in der Luft, kann sie lange Strecken ununterbrochen fliegen.

Und das macht sie auch, um gute Futterreviere aufzusuchen. Heißt, sie hat Kondition. Die Dickschnabellummen ernähren sich von kleinen Fischen, Schnecken, Muscheln und Krebstieren. Dazu sitzen sie zunächst auf dem Wasser, tauchen dann in Tiefen zwischen 60 und 200 Metern (!) ab, und zwar so tief und so lange, bis sie ihr physisches Limit erreicht haben.

Andere Seevögel, wie beispielsweise der Basstölpel, lassen sich pfeilartig aus großer Höhe ins Wasser fallen. Sie tauchen ebenfalls tief, aber machen es sich etwas leichter. Nicht so die Dickschnabellumme, sie taucht komplett aus eigener Körperkraft. Sie strengt sich an, immer. Und hat sich dazu noch den härtesten Lebensraum ausgesucht: Sie lebt in der Arktis, auf Island, im Norden Norwegens, auf Spitzbergen. Eiskalt!

Warum ist das für uns interessant? Dieser Vogel ist sein Leben lang hochaktiv und extrem fit, dann stirbt er plötzlich. Wie kommt das?

Geflügelte Extremsportler

Die Lummen mit dem dicken Schnabel sind Extremsportler. Während der langen Tauchgänge schaltet die Energieversorgung auf den anaeroben Stoffwechsel um. Auf die Glykolyse, denn die funktioniert auch ohne Sauerstoff. Dabei wird zwar weniger Energie gebildet, die allerdings kann schneller bereitgestellt werden. Auch der Mensch kann vom aeroben Stoffwechsel in den anaeroben umschalten. Wie jeder Sportler weiß, entsteht im anaeroben Stoffwechsel Laktat, ein Salz der Milchsäure. Genauso bei den Lummen.

Zusätzlich entstehen jede Menge freie Sauerstoffradikale, das heißt oxidativer Stress. Normalerweise schädigen freie Radikale das Gewebe, lassen Enzyme entarten. Oxidativer Stress macht ganz schnell ganz alt. Logische Schlussfolgerung: Die Dickschnabellummen müssten Altersdegenerationen zeigen. Besonders, da durch die hohe Laktatkonzentration der Organismus oft übersäuert ist und in einem sauren Milieu die Antioxidantien nur sehr schlecht wirken. Daher müssten die Mitochondrien, die Kraftwerke der Zellen, mit zunehmendem Alter Schäden aufweisen. Geschädigte Mitochondrien erzeugen weniger Energie. Die Tauchleistungen der Vögel müssten geringer werden. Altersbedingter Leistungsabfall – genauso wie es ihn beim Menschen gibt. Das nahmen die Wissenschaftler an. Gefunden haben sie etwas ganz anderes!

Zwar speichert das Blut der alten Lummen weniger Sauerstoff als das der jungen, und auch die Konzentration der Schilddrüsenhormone nimmt etwas ab, der Ruhestoffwechsel verändert sich leicht, aber die Greise tauchen immer noch genauso lange und genauso tief wie in ihrer Jugend. Das physische Limit hinsichtlich der Sauerstoffversorgung verändert sich nicht. Sie verhalten sich wie Jungspunde! Auch verfügen sie immer noch über die gleiche Menge an Mitochondrien, gesunde Mitochondrien mit intakten Enzymen, Zellkraftwerke in bestem Zustand. Der Grund: Die Omega-3-reiche Nahrung macht freie Radikale unschädlich. Das hält jung. In jungen wie in alten Jahren wenden die Seevögel täglich die gleiche Menge Energie auf, für ihre Flüge, den Fischfang. Ihre Aktivität wird nicht weniger – kein Leistungsabfall.

Immer bis ans Limit

Was genau macht die Dickschnabellumme richtig? Ein entscheidender Aspekt ist die Belastung, bis ans Limit. Wer von uns Menschen spürt sein physisches Maximum täglich? Läuft jeden Tag seine 30 bis 40 Kilometer?

Wenn wir jung bleiben wollen, müssen wir genau das tun – trainieren, hart und täglich. Laufen ist in meinen Augen eine der effektivsten Sportarten. Das Training wird interessanter, wenn man an ein paar Marathonwettkämpfen pro Jahr teilnimmt.

Forever Young ist essbar

Sehr einfache Weisheit der Naturwissenschaft: Von nix kommt nix. Und was brauchen wir, damit was kommt? Fett. Eiweiß. 47 Vitalstoffe. Immer wieder. Sonst wird das nix mit der Anstrengung.

Omega 3 verlängert die Telomere

Können wir auch von den fliegenden Wintersportlern lernen. Die ernähren sich von Fischen, Krebstieren, Schnecken und Muscheln. Also von Omega 3 und Proteinen.

Und wovon ernährt sich der Mensch? Von Brot, Kartoffeln, Reis und Nudeln. Kohlenhydrate, damit kann man keine neuen Muskelzellen aufbauen. Dabei geht es heute auch anders, man muss nicht einmal Fisch oder Krill wie die Seevögel direkt essen. Gibt es als Omega-3-Kapseln – ganz ohne Fischgeschmack.

Omega 3 lässt nicht nur neue Muskelzellen wachsen, es verlängert auch die Telomere, die chromosomalen Altersstandanzeiger einer jeden Zelle. In der Medizin gilt es nun als bewiesen, dass die Telomere die verbleibenden gesunden Lebensjahre anzeigen. Sie werden von Jahr zu Jahr kürzer, unwiderruflich, sagen Pessimisten. Wir können sie aber mit genetisch korrektem Leben wieder zum Wachsen bringen, sagen Molekularmediziner.

Das Gleiche, um noch mal kurz ins Packeis zurückzukehren, gilt für unsere neuen Helden, die Dickschnabellummen. Forscher aus Norwegen, Kanada und Nordamerika haben die Seevögel gemeinsam untersucht. Ergebnis: Die Jungvögel hatten zwar etwas längere Telomere als die älteren Exemplare, aber Vögel aus drei der vier untersuchten Kolonien zeigten Telomere, die innerhalb des Untersuchungszeitraums von einem Jahr in ihrer Länge zunahmen. Auch bei den älteren Kandidaten. Zunahmen! Heißt: längeres Leben.

Das waren die Kolonien mit einem sehr guten Nahrungsangebot, viel Omega 3. In der Kolonie mit der schlechten Versorgung schrumpften die Telomere. Gleichzeitig nimmt man an, dass die Kortisonwerte der Vögel ansteigen, wenn sie nicht genügend Nahrung finden. Das heißt Stress. Der ist bekanntlich ein Telomerenverkürzer.

Daraus folgt eisklar: Die Telomerlänge hängt nicht vom Alter ab, sondern von den Lebensbedingungen. Epigenetik!

Heißt für uns Menschen: anstrengen und viel Omega 3 essen! Bewiesen: Bereits 2010 wurde eine Studie veröffentlicht, die zeigte einen eindeutigen Zusammenhang zwischen der Länge der Telomere und der Konzentration an marinem Omega 3 im Blut. Untersucht wurden Patienten mit Erkrankungen der Herzkranzgefäße, über fünf Jahre. Die Telomere der Patienten mit den höheren Omega-3-Werten schrumpften langsamer.

Weg mit dem oxidativen Stress

Warum die Telomere wachsen? Omega 3 kann kein direktes Telomer-Baumaterial sein, denn Telomere bestehen aus Nukleinsäuren, das sind Ester der Phosphorsäure. Omega 3 wirkt aber indirekt auf ein Enzym, das die Telomere nach jeder Zellteilung länger statt kürzer werden lässt, die Telomerase. Das Enzym ist besonders aktiv bei geringem oxidativen Stress und geringen Entzündungswerten. Das ist die Stelle, an der die Wunderfettsäure Omega 3 eingreift, sie macht freie Radikale unschädlich und reduziert Entzündungen.

Ein weiterer, hocheffektiver Radikalfänger ist übrigens die Aminosäure

Gluthation. Enthalten in Fleisch und Fisch! Weil es keine essenzielle Aminosäure ist, kann unser Körper sie im Prinzip auch selbst herstellen. Aber nur, wenn die nötigen Bausteine dazu vorliegen … und das sind natürlich wieder alle Aminosäuren.

Wundersame Jungbrunnenhormone

It's magic! Und seit 1991 bekannt: Spritzt man älteren Herrschaften um die 70 Wachstumshormone, werden sie wieder jung. Buchstäblich. Eindeutig. Wissenschaftlich gesichert. Dieser Effekt wird in jeder Anti-Aging-Klinik benutzt. Führend ist hier Dr. Cheim in Palm Springs. Der wirklich sensationelle Erfolge vorweist.

Wachstumshormone also. Die zwei einfachsten Möglichkeiten, diese Wunderhormone zu stimulieren, also auf die teure Spritze zu verzichten, sind Tiefschlaf und Körpertraining. Nun: Tiefschlaf hat man oder hat man nicht. Kann man nicht regulieren – aber immerhin trainieren (schon wieder: Meditation!).

Und Körpertraining? Die einfachste Methode ist Krafttraining. Zum Beispiel im Fitnessstudio. Wachstumshormone steigen dann deutlich schon in wenigen Minuten an, wenn wir uns dabei körperlich erschöpfen. Über die Grenze gehen. Anatomisch übersetzt: Kleine Muskelfasern müssen reißen. Der Heilungsreiz ist der Stimulus für das erwünschte Wachstumshormon. Unseren Jungbrunnen. In die Alltagssprache übersetzt: Es muss wehtun!

Nächste Wunderwaffe gegen das Altern: Ausdauertraining. Aber nur dann, wenn dabei die Laktatschwelle überquert wird. Das scheint der stärkste Stimulus zu sein. Gegen Falten. Gegen Muskelabbau. Gegen Verfettung. Gegen das Schrumpfen der Organe. Gegen das Ablagern von Fett in den Blutgefäßen. All dies wird ja durch Wachstumshormone zuverlässig verhindert.

Hier kommt es also auf die Trainingsintensität, auf die Anstrengung an. Natürlich gibt es hier weiterführende Untersuchungen. Die für mich interessanteste ist die Tatsache, dass ich nicht unbedingt zehn Minuten oder länger über die Laktatschwelle gehen muss. Mehrfach hintereinander 30 Sekunden Maximalanstrengung mit jeweils einer kurzen Pause. Sobald die Maximalanstrengung für 30 Sekunden wieder machbar ist, geht es weiter. Das scheint genauso effektiv zu sein.

Teuer gespritzte Wachstumshormone müssen es also gar nicht sein. Es reicht schon, wenn wir … losrennen. Und kostet nix.

Medikamente gegen das Altern!?

Medikamente kosten. Deshalb jetzt eine kleine Exkursion zur Pharmaindustrie. Weil das, was da läuft, so erstaunlich ist. Also: Für die Industrie ist das Alter eine Krankheit. Denn nur wenn Alter eine Krankheit ist, dann ist es auch ein Geschäft.

Also werden Mittel getestet. Da gibt es ein Medikament, das für ganz andere Zwecke entwickelt wurde: gegen Nierentumore oder zur Dämpfung des Immunsystems nach Organtransplantationen. Beruht auf dem Wirkstoff Rapamycin, senkt den Insulinspiegel, erhöht die Insulinsensitivität, regt den Stoffwechsel an, hemmt vermutlich auch den mTOR-Komplex. Das sind die Enzyme, die auf kurzfristiges Fasten reagieren.

Dieses Mittel wurde Labormäusen gegeben. Und siehe da: Weibchen lebten 10 bis 20 Prozent länger. Nun ja. Was wir nun nicht wissen, ist aber Folgendes: Wie haben denn diese Mäuse gelebt? In der Ecke gesessen und sich gelangweilt? Und was, wenn man einer Kontrollgruppe ein ordentliches Trainingsprogramm verordnet hätte, Fastenzeiten, Lernaufgaben und eine Ernährung mit allen wichtigen Vitalstoffen? Hätten die dann 50 Prozent länger gelebt? Ganz ohne Rapamycin?

Nächster Wirkstoff: Metformin. Er wird schon seit 60 Jahren eingesetzt, für Diabetiker, denn er unterdrückt die Glukoseproduktion in der Leber und erhöht die Insulinsensibilität. Einige Daten deuten darauf hin, dass er die Entstehung von Herz-Kreislauf-Erkrankungen, Krebs und den mentalen Abbau bei Patienten mit Diabetes verlangsamt. Jetzt soll das Medikament für Anti-Aging-Zwecke am Menschen getestet werden. An 3000 Probanden, die zwischen 70 und 80 Jahren alt sind, die Testdauer ist mit fünf bis sieben Jahren angesetzt; Kosten: 50 Millionen Dollar.

Im Sommer 2015 trafen sich Wissenschaftler des Albert Einstein College of Medicine in New York mit dem FDA, der amerikanischen Behörde für Lebens- und Arzneimittel. Die Wissenschaftler wollten die Mitarbeiter des FDA überzeugen, dass Altern als eine Funktionsstörung angesehen wird. Das würde die Beschaffung von Forschungsgeldern einfacher machen.

Macht mich sehr nachdenklich. Warum brauchen wir Medikamente, die die Glukoseproduktion in der Leber unterdrücken und die Insulinsensibilität erhöhen. Wenn wir doch auch einfach beim Laufen Zucker verbrennen könnten? Wenn wir einfach aufhören könnten … Kohlenhydrate zu essen?

Ach so. Das kostet ja nichts. Deshalb uninteressant für die Pharmaindustrie.

Leibspeise? Nix!

Forever Young ist essbar – ja, stimmt. Es stimmt aber auch, dass garnichts essen ebenfalls dazu führt, dem Alter ein Schnippchen zu schlagen. Der Mechanismus ist einfach: Wenn der Organismus hin und wieder nur über begrenzte Nährstoffreserven verfügt, passt er sich an.

Und zwar so: Es gibt einen Energiemessfühler in den Zellen, wissenschaftlich heißt er mTOR (mechanistic Target of Rapamycin). Der Sensor reguliert das Zellwachstum und den Stoffwechsel. Periodisch auftretende Hemmungen des Sensors durch eine reduzierte Verfügbarkeit an Nährstoffen, sprich: garnichts essen, machen gesund und verlängern das Leben.

Aber das ist nur eine der Stoffwechselveränderungen, die mit einer reduzierten Energiezufuhr in Verbindung gebracht wird. Die Aktivität der Adenosinmonophosphat-abhängigen Kinase, eines Enzyms, gehört ebenfalls dazu. Sinkt der Spiegel an ATP, das ist der gängige menschliche Energiespeicherstoff, in den Räumen zwischen den Zellen, dann wird das Enzym aktiv.

Es veranlasst die Zelle, auch Speichermoleküle mit geringerem Energiegehalt, nämlich ADP und AMP, zu benutzen. Die besitzen anstelle von drei (*ATriP*) nur zwei (*ADiP*) oder sogar nur ein (AM*ono*P) energiegeladenes Phosphatatom. Und genau das regelmäßige Aufbrauchen dieser Energiereserven hält jung. Wir kennen das vom Einzelhandel: Lager regelmäßig leer machen. Alles muss raus. Dann geht's frisch von vorne los.

Noch mal anders anfangen

Jenseits der 32 zerknittert man ein wenig, man verliert das eine oder andere Haar, ein paar Zentimeter Körpergröße. Einerseits. Andererseits aber gewinnt man viel Freiheit, Abstand, Überblick. Warum nicht mit 75 den Atlantik in einem Segelboot überqueren? Warum nicht mit 80 beim Triathlon antreten? Mit 90 in den Alpen wandern? Mit 100 in den Wald gehen, um ein wenig zu plaudern ... mit den Lieblingsrehen?

Die Evolution verrät uns, dass nicht unsere Falten die Krankheit sind. Die sind ganz normal. Unsere Vorstellung, ewig auszusehen wie mit 17 Jahren, diese Vorstellung ist krank. Wir zerknittern im Laufe der Jahre typischerweise ein wenig. Macht aber nichts. Geist, Seele, Gehirn und sogar die Muskeln bleiben jung, haben kein Alter. Aufspringen kann man jederzeit. Zeigt eine Geschichte, die Peter Bieri in seinem Buch *»Eine Art zu leben. Über die Vielfalt menschlicher Würde«* erzählt:

Ein gealterter Lateinlehrer zieht um ins Altersheim. Weil die Hände so sehr zitterten. »Berge von Scherben. Und jetzt – Ja, jetzt bin ich hier.« Der Mann beobachtet. Haarscharf. Wie die Krankenschwestern andere Männer um halb sechs am Nachmittag ins Bett bringen, an einem schönen, heißen Sommertag, die Rollläden herunterlassen, »putzige, weiße Kügelchen« verteilen – damit Ruhe ist. Da haut der Lateinlehrer bei Nacht und Nebel ab und schlägt sich durch nach Athen. Lernt Griechisch. Macht Hausaufgaben. Trifft sich am Abend mit anderen Männern in der Kneipe. Die auch zittrige Hände haben und Gläser runter-

schubsen. Die paar Scherben aber machen niemandem etwas aus. »Hier bleibe ich jetzt«, sagt der Lateinlehrer glücklich. »Hier, in Athen.«
Ein paar Monate kommt die Nachricht, er sei überfahren worden. »Ein Unfall. Hieß es.«

Holen wir uns also die Sonne ins Leben. Leben wir. Jetzt. Das Leben geht einfach ... weiter. Bis es endet. Wenn Sie einmal über das letzte Wort nachgedacht haben, merken Sie, dass es gar keine Probleme gibt. Nur ein Gedankenkonstrukt. Eine Möglichkeit. Denn:

»Das Ende ist der Anfang der Mutigen.«

Siebter Schlüssel: Anstrengung

- Anstrengung hilft gegen die weitverbreitete und ganz überflüssige Angewohnheit, viel zu früh, viel zu schnell und viel zu stark zu altern.

- Muskeln altern praktisch überhaupt nicht, wenn man ihnen etwas zu tun gibt.

- Wir sind zwar keine Seevögel – aber aus Beobachtungen an Seevögeln wissen wir, dass eine sehr hohe Leistungsfähigkeit bis ins hohe Alter möglich ist, wenn man dem Körper die Chance gibt, regelmäßig sehr hohe Leistungen zu bringen.

- Bekommt er nicht die Chance, rostet er ein.

- Und der Geist gleich mit.

- Forever Young ist überdies eine Folge von genetisch korrekter Ernährung. Auch hier ist der Seevogel Vorbild: Omega 3 hält nachweislich jung. Und wenn es regelmäßig auch mal wenig oder gar nichts für den Schnabel gibt, reagiert der Körper mit ... Jugendlichkeit.

- Wir brauchen keine Mittel gegen das Alter – sondern einen neuen Umgang mit dem Leben jenseits der 32, oder sagen wir 102. Schlagen wir dem Alter ein Schnippchen, indem wir bei der allgemeinen Einrosterei einfach nicht mitmachen.

Sondern beweglich bleiben.

Und gesund.

Meine Mutter ist mir, mit ihren fast 72 Jahren, übrigens Meilen voraus. Sie macht nicht nur ihr 20 km Lauftraining, sondern sie geht danach schwimmen und reißt locker ihre Bahnen ab. Und dann wird erst gefrühstückt.

»Marathon bitte nicht unter 3 Stunden«, News vom 10.02.2014

Heute sind zwei Dinge passiert. Beide für sich genommen unbedeutend. Ich bin in Hamburg 2:51 gelaufen, AK 50, und ich habe Ihre News gelesen. Vermutlich die 1500ste. Ihr Buch Frohmedizin hat vor ein paar Jahren meinem Leben den Turbo verpasst. Ich war nie zuvor in meinem Erwachsenenleben leistungsfähiger und glücklicher als heute. In allen Bereichen meines Lebens. Ich bin dabei, meine Firma zu verkaufen, um in Zukunft Menschen dabei zu unterstützen, sich in ihrem Körper 100 % wohlzufühlen. Alles, was ich dazu weiß, haben Sie mir beigebracht.

»Vorbildlich«, News vom 20.06.2014

Vor 3 Jahren, im bescheidenen Alter von 40 Jahren, habe ich mit der ketogenen Ernährung angefangen. Nachdem ich zuvor über 4 Stunden für einen quälenden Marathon gebraucht hatte, lag der nächste bei 3:45. Im darauf folgenden Jahr waren es 3:32 und im letzten Jahr dann 3:15. Unvergessen die Kilometer 31 bis 39, bei denen ich endlich fliegen lernte.
Der letzte Spaß belief sich dann auch auf 3:08. Und das mit nicht sehr optimalem Training. Obwohl ich mir nicht gerne Zeitvorgaben auferlege, möchte ich den nächsten bitte nicht unter 3 Stunden laufen. Mir schwebt 3:01 vor. Einfach weil es so schön ist und die Vorfreude, unter 3 zu laufen, noch etwas erhalten bleibt.

»Marathon bitte nicht unter 3 Stunden«,
News vom 10.02.2014

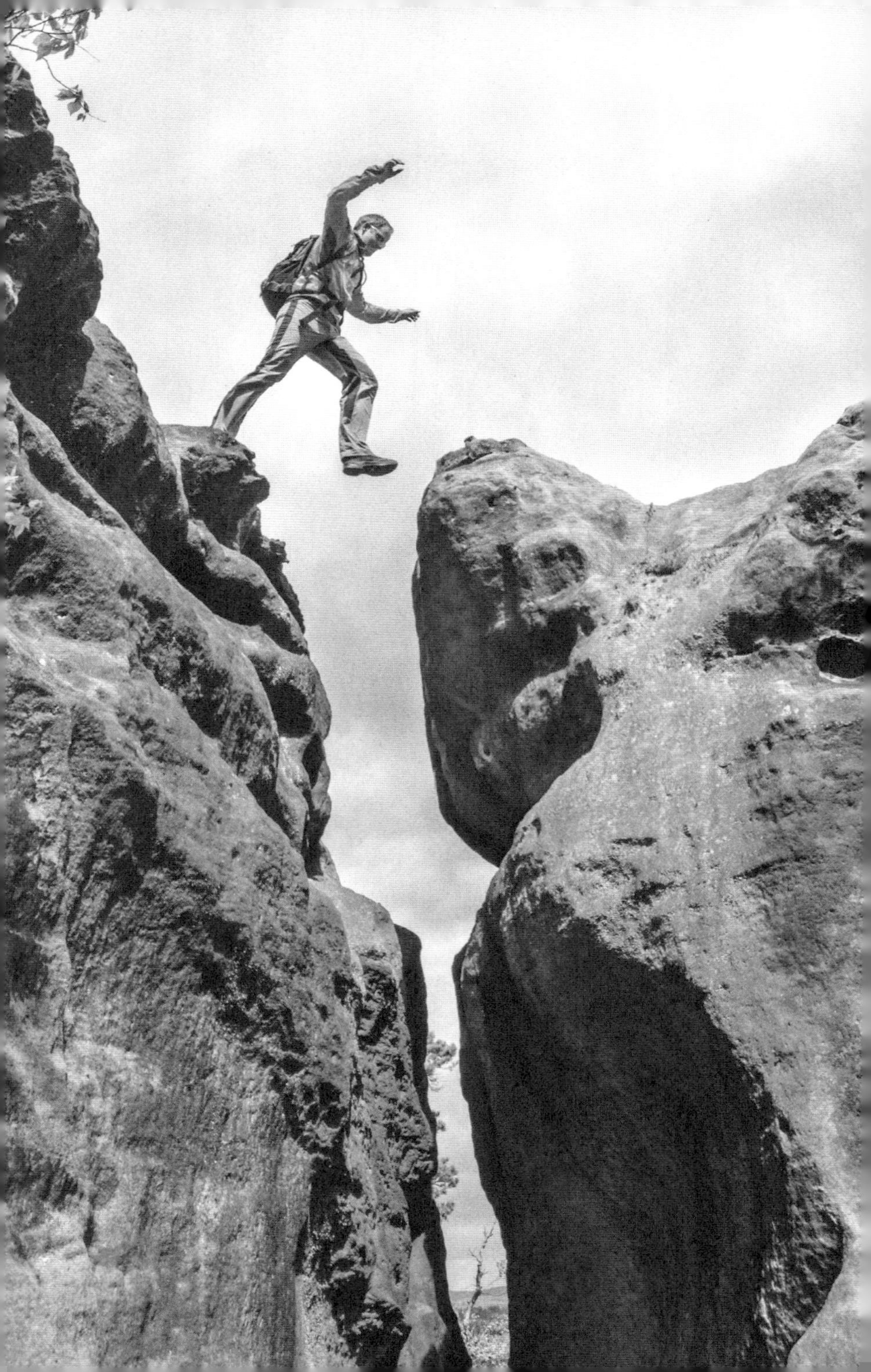

8.

Es gibt keine Grenze

Warum in dieser seltsamen Aussage aus der Huna-Religion sehr viel Wahrheit steckt, wie sich diese Wahrheit erfahren lässt und was Mathematik mit dem Reiten von 30 Meter hohen Wellen zu tun hat.

Es gibt kein Limit im Hier und Jetzt.

Begrenzte Vorstellungen

Wenn die Welt zu komplex wird, mögen wir das nicht. Wir haben es lieber einfach, übersichtlich, klar abgegrenzt. Und mehr noch: Das Einfache hat für uns eine besondere Ästhetik, wir empfinden es als … erhaben. Göttlich: »Die ganzen Zahlen hat der liebe Gott gemacht, alles andere ist Menschenwerk«, vermutete in diesem Zusammenhang der deutsche Mathematiker Leopold Kronecker (1823 bis 1891).

Ganze Zahlen also. Einige Ergebnisse der Naturwissenschaft geben Kronecker sogar recht:

- **Atomphysik.** Den Ordnungszahlen der chemischen Elemente liegen ganze Zahlen zugrunde. Diese Zahlen geben die Anzahl der Protonen im Atomkern an.
- **Spektroskopie.** Die von Atomen ausgehenden Lichtwellen lassen sich mit mathematischen Regeln beschreiben, in denen ganze Zahlen die Hauptrolle spielen. Immerhin.
- **Kleinste Teilchen:** In der Physik werden drei Arten von Neutrinos beschrieben und sechs Arten von Quarks.
- **Raumdimensionen:** In unserer Alltagswahrnehmung sind es drei. Nicht etwa 3,87482349837.

Alles schön übersichtlich. Allerdings nur, wenn man nicht genauer hinschaut. Wir leben nämlich tatsächlich nicht in einer ordentlichen, abzählbaren Welt mit übersichtlichen Grenzen. Das zeigt sich zum Beispiel an den

- Quantenwellen und an den
- Naturkonstanten.

»Kräuselungen kontinuierlicher Felder«

Wenn Physiker genauer hinschauen, kommen sie auf ganz ungewöhnliche Gedanken. So der österreichische Theoretiker Erwin Schrödinger (1887 bis 1961). Das von ihm entwickelte Wellenmodell arbeitet nicht mit ganzen Zahlen, sondern mit Verläufen. Mit kontinuierlichen Größen. Da geht eins ins andere über. Physikprofessor David Tong von der University of Cambridge schlägt deshalb augenzwinkernd vor, Kroneckers Einschätzung aus dem 19. Jahrhundert zu aktualisieren:

> »Gott hat die ganzen Zahlen nicht gemacht. Er schuf kontinuierliche Größen, und der Rest resultiert aus der Schrödinger-Gleichung.«

Was heißt das denn jetzt? Es heißt, dass sich zwischen 0 und 1, aber auch zwischen 4 und 5 und genauso zwischen allen anderen Zahlen jede Menge abspielt. Photonen, Elektronen, Quarks, sogar Higgs-Teilchen und Neutrinos sind keine einzeln abzählbaren winzigen Kügelchen. Nein! Je näher wir ins Kleinste schauen, desto weniger können wir da sehen. Letztendlich sind da gar keine Dinge mehr, sondern nur noch, so Tong lustig weiter, »Kräuselungen kontinuierlicher Felder«.

Nicht sehr konstante Naturkonstanten

Bei den Naturkonstanten sieht es nicht viel übersichtlicher aus. Naturwissenschaftler verstehen unter Naturkonstanten beispielsweise die Lichtgeschwindigkeit oder die Elementarladung, das ist die elektrische Ladung in ihrer kleinsten Form.

- **Die Lichtgeschwindigkeit** hat den Wert 299792458 m/s, unter Physikern heißt sie *c*.
- **Die Elementarladung** wird dargestellt mit der Zahl 1,6021766208(98) x 10^{-19}. Die 98 in Klammern gibt den Unsicherheitsfaktor an. Also sagt schon die Konstante selbst, dass sich die Physiker gar nicht so sicher sind, oder aber, dass die Konstante nicht wirklich so konstant ist.

Ziemlich ungerade Zahlen also. Mit denen sich aber beschreiben lässt, dass sich jedes Teilchen im ganzen Universum zu jedem Zeitpunkt nach diesen Konstanten verhält. Zum Leidwesen der Physiker sind aber die Konstanten gar nicht immer konstant. Wissenschaftler aus Schottland und Tschechien haben 2015 einen Lichtstrahl im Vakuum verlangsamt, heißt, Einsteins Annahme ist gekippt. Es gibt übrigens noch viele weitere Naturkonstanten, ebenfalls mit sehr unübersichtlichen Werten, mehr oder weniger konstant.

Wobei einige dieser Werte nur deshalb in der mathematischen Formelwelt bestehen können, weil die Wissenschaftler einen Trick anwenden: Falls etwas nicht ganz hinhaut, rechnen sie einfach weitere Universen dazu. Wahlweise kann man auch »virtuelle Zahlen« einbauen. Und siehe da, mit dieser Brücke lässt sich plötzlich die Größe bestimmter Naturkonstanten erklären.

Die Viele-Welten-Interpretation hat lange Zeit ein Nischendasein geführt, heute ist sie innerhalb der Quantenmechanik sehr populär. Auch Stephen Hawkings ist ein Verteidiger dieses Ansatzes. Und der deutsche Physiker Dieter Zeh, Emeritus der Universität Heidelberg. Seiner Meinung nach kann dieser Ansatz die »Feinabstimmung« der Naturkonstanten, die erst die Entstehung von Leben in einem Universum möglich gemacht hat, plausibel erklären.

Aus der Perspektive der Physiker ist es übrigens sehr unwahrscheinlich, dass eine »Feinabstimmung« entstehen konnte, die Leben ermöglicht. Fast ausgeschlossen. Interessanterweise ist dieser sehr unwahrscheinliche Fall eingetreten – so dass Physiker heute auf der ganzen Welt trefflich darüber grübeln können, welche ganzen Zahlen und welche seltsamen »Kräuselungen kontinuierlicher Felder«, wahlweise auch welche »Gitterfelder« (aber das ist wieder eine andere Baustelle) wohl hinter diesem Wunder stecken könnten.

An Grenzen wachsen

Naturwissenschaftler arbeiten sich also an den Grenzen der Zahlen und an den Grenzen unserer Welt ab, um in andere Welten vorzustoßen. Geht theoretisch auch wunderbar, nur praktisch sind sie noch nicht in eine Parallelwelt getunnelt. Und warum die ganze Anstrengung?

Weil Grenzen uns herausfordern. Warum wohl läuft ein Reinhold Messner als »Grenzgänger« ausgerechnet durch die Landschaften in dieser Welt, die für normal sterbliche Menschen ganz besonders beschwerlich zu durchqueren sind? Eben: weil es »normal« nicht geht. Wenn man es aber tut, geht es doch. Das immer wieder zu erleben, das zu zeigen, das ist der Lebenssinn eines Messners.

Grenzen haben ein Doppelgesicht. Wo sie auftauchen, da endet etwas und etwas anderes beginnt. Da gibt es eine Orientierungshilfe, zugleich aber auch ein Stoppschild. Da stellt sich uns eine Kraft entgegen, die unsere Gegenkräfte herausfordert. Genau das macht jede Heldengeschichte aus: dass da eine Grenze ist, die der Held überwindet. Drachen, Dornenhecke, soziale Schranke, Jahresbestzeit oder ... den Tod – es läuft immer auf das gleiche Prinzip hinaus.

Die Herausforderung annehmen

Der Tod. Der Schriftsteller Max Frisch hat in seinen Tagebüchern geschrieben, dass es ohne die Angst vor dem Tod »kein Leben gibt: Erst aus dem Nichtsein, das wir ahnen, begreifen wir für Augenblicke, dass wir leben.« Wir spürten dann quicklebendig Muskeln, Nerven und Haut, wir freuten uns über das Licht des Tages und wüssten »mit jedem Atemzug, dass alles, was ist, eine Gnade ist. Ohne dieses spiegelnde Wachsein«, schreibt Max Frisch, »das nur aus Angst möglich ist, wären wir verloren; wir wären nicht gewesen ...«

Das hat Frisch direkt nach dem Zweiten Weltkrieg geschrieben, und aus dieser Zeit heraus ist es beeindruckend und verständlich. Und auch heute noch ist es gültig: Wir brauchen das Gefühl der Grenze, um darüber hinauszuwachsen. Was letztendlich heißt, die Angst vor dem Tod zu verlieren. Und dann an jeder Grenze das Schild auszutauschen. »Stopp! Ausfahrt freihalten!« ersetzen wir durch »Weiter! Freiheit aushalten!«.

Wer diese existenzielle Freiheit wirklich aushalten kann, der wird feststellen, dass er nicht nur gelernt hat, Grenzen zu überwinden. Nein: Für ihn sind die Grenzen einfach gar nicht mehr da. Irrelevant.

Grenzen überwinden

So für Garrett McNamara. Der Weltmeister im Surfen ist 2013 eine über 30 Meter hohe Welle geritten und hat damit einen Weltrekord aufgestellt (ein Video dazu findet sich auf YouTube: https://www.youtube.com/watch?v=mub6yvfskvI. Atem anhalten!).

Der Mann hat viel nachgedacht. Zwangsläufig. Und kann wundervoll formulieren:

> »So ein Unterwasserritt kann ein sehr erhebendes Gefühl sein, die Sinneseindrücke sind stärker. Im Grunde kämpft man nicht um sein Überleben. Sondern man lernt, für sein Überleben zu relaxen. Du gehst einfach mit und genießt es.«

Angst, so findet er, gebe es nur, wenn wir uns Gedanken über die Zukunft machen:

> »Bereite dich auf den Moment vor, bleib in dem Moment und genieße ihn – dann gibt es keine Angst.«

Im Hier und Jetzt sein

In diesem Moment fallen Denken und Tun zusammen. Man ist ganz bei sich, man ist ganz die Welle, aber man denkt nicht darüber nach. Ist im Hier und Jetzt. Da gibt es freilich keine Angst. Angst hat immer mit der Zukunft zu tun. »Grenzen«, sagt McNamara, »Grenzen gibt es nicht in diesem Moment.«

Andersherum heißt das: Wenn wir nicht leben, wenn wir nur reagieren auf dieser Welt, wenn wir unsere Gedanken sonst wo haben, bloß nicht hier … dann gibt es Grenzen. Dann gelten all die Einschränkungen, die unser Leben klein machen.

Grenzen vergessen

Wenn wir uns keine Grenzen setzen, gegen die wir mit voller Kraft anrennen wollen – dann kommen wir viel weiter, als wir es uns je vorstellen konnten. Das ist der Grund dafür, dass selbst gesetzte Marathonzeiten wie ein Klotz am Bein hängen können.

Der Trick ist also nicht, sich eine 02:01:00 h als Marathonzeit vorzunehmen, sondern sich eben nichts vorzunehmen. Sich keine Barrieren aufzubauen. Kann ich nur aus persönlicher Erfahrung sprechen: Als Athlet »wusste ich gar nicht«, worum es in dem jeweiligen Wettkampf ging. Ich kannte keine Vorzeiten, kannte die Konkurrenz nicht, ich kam einfach aus der überfüllten Praxis, bin rasch gelaufen und schnellstens wieder heimgefahren, um weiterzuarbeiten. So »vergisst« man, sich Grenzen zu setzen. Sich Barrieren aufzubauen. Man läuft einfach. Das wusste schon der tschechische Wunderläufer Emil Zatopek:

> **»Da ist der Start, dort das Ziel,**
> **dazwischen wird gelaufen.«**

Goldrichtig: Gelaufen. Punkt. Sich angestrengt. Punkt. Wenn's nicht wehtut, kann ich auch daheimbleiben. Also wird man an der eigenen an diesem Tag persönlichen Obergrenze performen.

Wunder erleben

So geschehen in Kassel – Deutsche Meisterschaft Leichtathletik 2016. Im gleichen Jahr bei der EM in Amsterdam. Wer die 23-jährige, zierlich-drahtige Gesa Krause über ihre 3000-Meter-Hindernisstrecke fliegen sieht, kommt aus dem Staunen nicht heraus. Die WM-Dritte rennt derartig schnell, mit einer derartig guten Laune und einer solchen Gelassenheit – wer das live sieht, bekommt den Mund nicht mehr zu. Sehr charmant, sehr entspannt, mehrfach ausgezeichnet (»Eliteschülerin des Sports 2011«, »Leichtathletin des Jahres 2015«, Gewinnerin des Publikumspreises »Die Sport-1 2015«). Ist natürlich spannend, schaut man mal auf Twitter nach. Und findet ihren Wahlspruch:

»Those, who don't believe in magic will never find it.«

Gesa Krause läuft magisch. Weil sie es kann. Das hat mit den Sorten Wunder, die es »in Tüten am Kiosk zu kaufen« gibt, überhaupt nichts zu tun. Es hat auch nichts damit zu tun, dass die junge Frankfurterin irgendwelche Naturgesetze außer Kraft setzt. Sondern ganz allein damit, dass sie in der Lage ist, »das Leben in Kraft zu setzen«.

Es ist ihr einfach egal, wo Grenzen sind. Sie läuft. Oder, wie es der Kommentator im Kasseler Stadion formulierte:

»Die kann nicht langsam.«

Es gehört auch Mut dazu, ungebremst derartig viel schneller zu laufen als die Mitstreiterinnen. Die letzten noch locker zu überrunden. Dann mitkommen zu müssen zur Dopingkontrolle. Mut ist der No-border-Schlüssel der Gesundheit.

Achter Schlüssel: Mut

- Der achte Schlüssel zur Gesundheit heißt Mut.
- Er öffnet die Tür zu den Welten, die hinter unseren selbst gesetzten Grenzen liegen.
- Grenzen fordern uns heraus, und wir können an ihnen wachsen.
- Die wahre Meisterschaft aber besteht darin, die Grenzen so sehr zu überwinden, dass sie uns letztendlich gar nicht mehr interessieren.

Dann können wir die Grenzen getrost vergessen.

Und magische Momente erleben.

Seit meinem letzten Besuch in Ihrer Praxis hat sich Erstaunliches getan. Natürlich habe ich Ihre Empfehlungen bei der Dosierung der NEM umgesetzt, und ich habe mit dem Triathlontraining für den Ironman begonnen. Um zu vermeiden, dass ich bei dem Trainingsumfang von ca. 10 bis 12 Stunden pro Woche nicht zu sehr abnehme, habe ich versucht, meine Ernährung zu optimieren. Die Frage war – wie? (…) Fazit: Eiweiß plus Fettprogramm. Reduktion Körperfett, Zunahme Muskelmasse und enormer Energiezuwachs.

Kommentar U.S.: Das Allerschönste: Die Mailschreiberin ist 55 Jahre. Ich verneige mich ganz, ganz tief.

»Geheimnisse«, News vom 13.05.2015

Von meiner chronischen Lungensarkoidose habe ich bleibende Schäden zurückbehalten. Die Kapazität meiner Lunge wurde regelmäßig vom Arzt gemessen. Sie lag bei ca. 80 % eines untrainierten Durchschnittsbürgers. Das merkte ich natürlich auch an meinen sportlichen Leistungen: Die Hügel in meiner Trainingsstrecke kam ich nur stark hechelnd hoch. Meine bescheidenen Wettkampfergebnisse (HM 1:53 h) entschuldigte ich immer mit meiner angeschlagenen Lunge. Vor ein paar Tagen nahm ich aus Spaß an einem Gesundheits-Check einer Krankenkasse teil. Meine Lungenkapazität wurde gemessen und betrug nun über 100 % vom Durchschnitt. Die letzten 2 Tage bügelte ich die Hügel hoch, ohne groß zu schnaufen. Wisst ihr, was das für meine zukünftige Marathonzeit bedeutet …?

Friedemann H., 04.10.2013 im Forum

Ich leide unter sehr starker Prüfungsangst, ich habe auch ein grundsätzliches Problem mit der Stressverarbeitung. Diese ist teilweise so stark, dass ich eine verzerrte Wahrnehmung habe, in ein emotionales Loch falle und meine Gefühle kaum in den Griff bekomme und richtige Panikattacken bekomme. Die Ursachen dafür sind mir bekannt, dieses Wissen nutzt mir in der Situation aber nichts.
Täglich nehme ich zusätzlich zu den verschriebenen NEM noch Omega 3, Kalium, massiv Aminosäuren, habe auch Zink in der Dosierung extrem erhöht. Und ich habe wieder angefangen, konsequent meinen morgendlichen Nüchternlauf zu machen. Der Nüchternlauf (meditativ) morgens in der Früh ist etwas Heilbringendes und wirkt Wunder, insbesondere für die Stressverarbeitung. Zusätzlich meditiere ich noch regelmäßig zu Hause. Und zur Ernährung: Natürlich No Carb, viel Fett und Eiweiß. Dieses System führt dazu, dass ich mich sehr stabil in dieser Situation halte und dem Druck standhalten kann. Auch meine Wahrnehmung ist nicht mehr verzerrt, Panikattacken oder Anflüge davon kann ich abfedern und vermeiden. Aber sobald ich Kohlenhydrate esse, merke ich, wie sich meine Stimmung negativ verändert. Im Sommer nächsten Jahres werde ich auch noch meinen ersten Triathlon absolvieren. Mein erträumtes Ziel, in ein paar Jahren auf Hawaii an den Start gehen …«

»Noch nicht geheilt«, News vom 14.01.2016

Ich habe einen sechsjährigen Buben, der übrigens nie krank ist, nie im Kindergarten oder jetzt in der Schule fehlt, wenn alle rotzen und schniefen. Der jeden Morgen von dem Multipülverchen Waldbeere mitsüffelt, ab und an ein Schlückchen Schokoshake stibitzt und nach wie vor Vigantoletten bekommt. Übel ist, dass mir gesagt wird, dass das nicht normal sei und Kinder Infekte brauchen. Bis zu 20 im Jahr sind gemäß Kinderarzt normal! Das Immunsystem könne sich nicht entwickeln und wachsen, wenn man nicht krank ist. Manchmal fühlt man sich ganz schön alleine, wenn man anders denkt.

»Stille Feiung«, News vom 25.03.2015

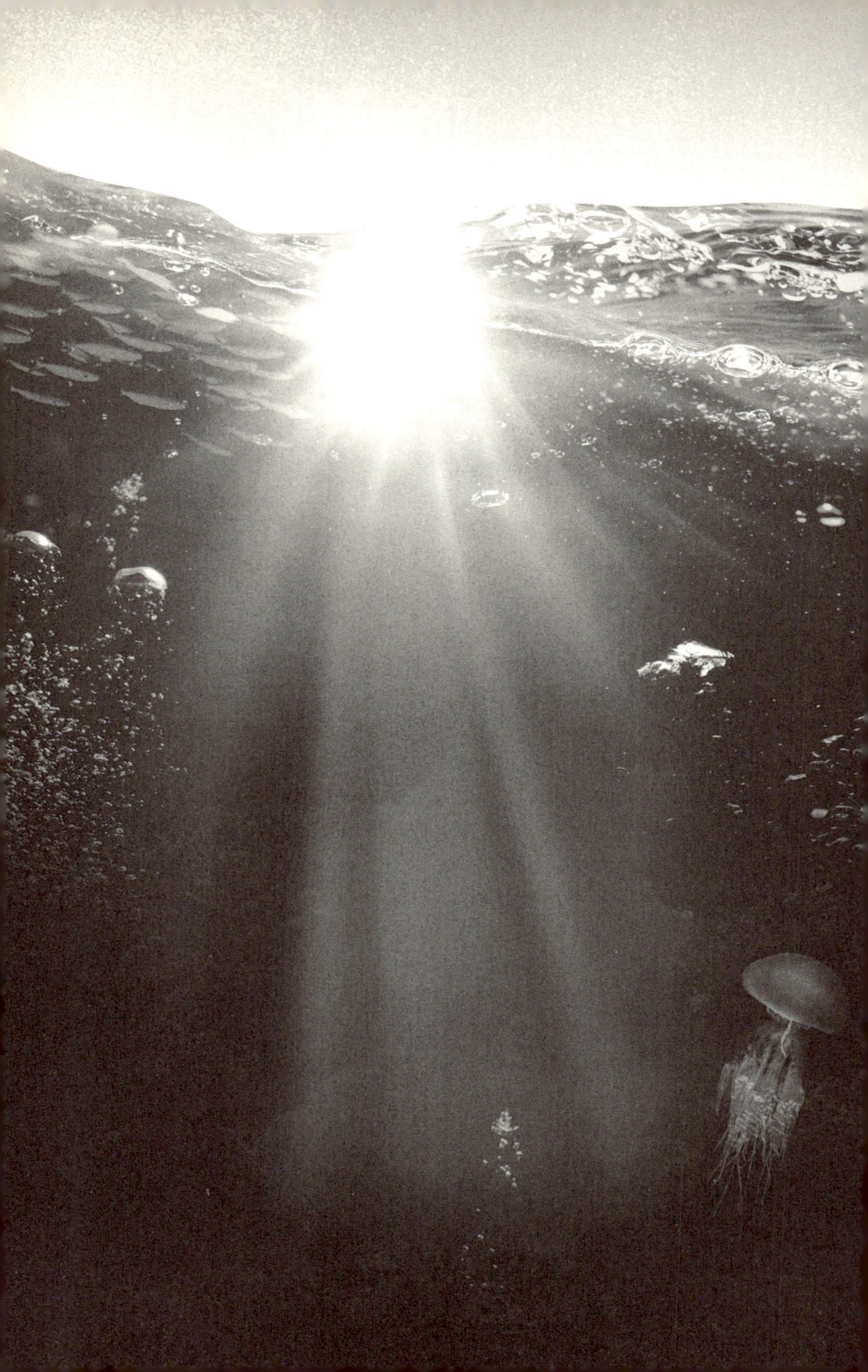

9.

Alles ist verbunden

Was Quantenphysik mit der Vermutung zu tun hat, es könnte so etwas wie einen Gott geben, eine universelle Verbindung zwischen allen Teilchen des Universums und eine direkte Beziehung zwischen meinem eigenen kleinen Ich und einem universellen »Ozean-Ich«.

Das ICH im Ozean

Wie das eigene kleine Ich zusammenhängt mit dem Großen, dem Ganzen, kann man am Strand von Gran Canaria lernen. Wir blicken aufs Meer. Mittags. Windstille. Sonne. Keine Wogen, sondern allenfalls kleine Wellen, viele, viele Millionen davon. Jede Welle ist ein Stück Ozean, das sich abgetrennt hat. Nach oben strebt. Eine eigene Form hat. Einen kurzen Moment lang könnte diese Welle »Ich!« sagen. Tut sie natürlich nicht. Es geht nur um das Prinzip …

Wir sagen nun aber dauernd »Ich!«. Wir glauben, dass es ein »Ich!« mit dem Namen Meier gibt und ein »Ich!« mit dem Namen Müller und ein ziemlich großes »Ich!« mit dem Namen … Nun, sparen wir uns an dieser Stelle aktuelle Namen aus Politik und Wirtschaft. Es gibt genügend Personen mit übergroß aufgeblähtem Ego. Jedenfalls: So denken wir Menschen von uns … ein bisschen kurzsichtig.

So eine Welle braucht ja nur ein paar Sekunden zu warten, um wieder im Ozean zu verschwinden. Aufzugehen im Universum des Wassers, wo sie hergekommen ist. Und genauso brauchen wir Menschlein auch nur ein bisschen zu warten, bis wir wieder zu Staub zerfallen. Zur Muttererde werden. Wo ist jetzt unser schönes »Ich!«? Ist es weg? Natürlich nicht. Es hat sich nur verändert.

Am Beispiel der Welle versteht man es ganz plötzlich: Das Wellen-«Ich!« verschwindet im Ozean-«Ich« und verliert dabei sein egozentrisches Ausrufungszeichen. Denn eigentlich gibt es nur ein großes Ich. Von dem wir uns übermütig und vorwitzig ein bisschen separieren und behaupten, wir seien ein eigenes »Ich!«. Die Zeit lehrt uns das Gegenteil. Es gibt nur ein großes Ich. Wir hängen alle zusammen.

Der Schweizer Psychiater Carl Gustav Jung (1875 bis 1961) nannte dies das *kollektive Unterbewusstsein.* Eine geniale Idee.

In alten indischen Schriften – den sogenannten Upanishaden – steht geschrieben, dass aus dem Bewusstsein Ishvara hervorgeht. Ishvara wird als allumfassendes Wissen bezeichnet. Vor dem Urknall existiert es nach indischer Vorstellung in unmanifestierter Form, mit dem Urknall manifestiert es sich in Zeit, Raum und in allen Naturgesetzen. Die Existenz einer einzelnen Person geht genauso aus Ishvara hervor wie die Existenz des ganzen Universums. Durch Ishvara manifestiert sich das Bewusstsein, Brahman. Damit ist alles, was ist, Brahman, Gott.

Im Detail unterscheiden sich die Konzepte natürlich, das grobe Prinzip aber ist ähnlich: In diesem kollektiven Unterbewusstsein, so heißt es, seien die Gedanken und das Wissen aller Menschen versammelt. Jede Frage sei schon einmal gestellt worden, jede Antwort sei schon einmal gegeben worden. Tatsächlich weisen Hypnoseexperimente darauf hin, dass so etwas möglich sein könnte. Und wenn es stimmte, dann könnte also jeder von uns die geniale Idee, genau den Geistesblitz, auf den wir unser Leben lang warten, direkt abrufen. Der wäre schon längst da. Wir bräuchten nur Zugang …

»Aspekte eines einzigen Wesens«

Diesen Gedanken von dem einen großen Ich hat in unnachahmlicher Weise Erwin Schrödinger, Nobelpreisträger 1933, formuliert. In seinem Nachlass fanden sich Texte mit dem Titel »Autobiographisches« – heute als Buch erhältlich. Es trägt den Titel »Mein Leben, meine Weltansicht«. Ich kann die Lektüre nur empfehlen. Beeindruckend. Hier ein Auszug:

> »Kurz gesagt ist die Meinung die, dass wir Lebewesen alle dadurch zusammengehören, dass wir alle eigentlich Seiten oder Aspekte eines einzigen Wesens sind, welches man vielleicht in westlicher Terminologie Gott nennen mag, während es in den Upanishaden das Brahman heißt.«

Brahman? Alles Eins? Wie soll das wahr sein in einer Welt mit mehr als sieben Milliarden Menschen, noch viel mehr Tieren und Pflanzen, einem Universum voller Planeten und vielleicht noch weiteren Universen? Nach den indischen Weisheitslehrern ist der Fall recht einfach. Alles geht aus

Brahman hervor, das ist das eine existierende Subjekt. Alles, was sich aus dem einen Subjekt heraus manifestiert, sind Objekte, dazu zählen Meere, Gebirge, Pflanzen, Tiere, Menschen, alles vom Menschen aus Materie erschaffene, aber auch Gedanken und Emotionen. Im Gegensatz zu dem einen Subjekt sind die Objekte erfahrbar. Selbst die Erdanziehungskraft, die Lichtgeschwindigkeit sind Objekte, erfahrbar, teilweise mit Hilfe von Messinstrumenten. Die Naturwissenschaft beschäftigt sich ausschließlich mit Objekten.

Das große Subjekt. Das Bewusstsein. Brahman. Das ist der Teil, der erfährt, den man aber selbst nicht direkt messen oder erfahren kann. Und dieses Subjekt ist: Eins. Nondualität. Das ist auch das »wahre Ich«. Mein »wahres Ich« ist Eins mit Allem – aber »ich« bin nicht Alles.

Diese Gedanken finden Sie natürlich schon bei Schopenhauer. Doch der hat's auch schon abgeschrieben aus den Upanishaden, also aus dieser 2500 Jahre alten Sammlung von 108 Texten.

Das Ich im Haus

Die indische Unterscheidung zwischen den gewöhnlichen Dingen auf der einen Seite und dem Großen, dem Ganzen, dem Einen auf der anderen Seite erschließt sich leichter, wenn man das Ich in ein Haus setzt. Dann versteht man besser, was damit gemeint ist: Der Mensch *hat* einen Körper, *hat* Gedanken, *hat* Emotionen, aber er *ist* nichts von dem.

Der Mensch bewohnt also sein Haus, der Nachbar bewohnt seines. Der Mensch hat eine ganz bestimmte Beziehung zu seinem Haus, aber er ist nicht sein Haus. Genauso verhält es sich mit seinem Körper, seinen Gedanken, seinen Emotionen. Der Mensch kennt diese Aspekte seiner selbst dermaßen auswendig, dass er denkt: »Ich bin das!«

Ist aber gar nicht so, sagt die indische Weisheitslehre. »Ich« erfahre zwar das Leben in einem ganz bestimmten Körper – das geht meinem Ich im Prinzip genauso wie allen anderen Ichs auf der Welt. Das »wahre Ich« aber hat eine größere Dimension. Es schaut sich diese Aspekte an, von außen, vielleicht von oben. Es ist »das Bewusstsein«, und es ist unsterblich. Ist das nicht eine schöne Vorstellung?

Die Körper sterben, die Gedanken vergehen, aber das, was sich das alles geruhsam anschaut, das bleibt. Menschen mit Nahtoderfahrung beschreiben es genauso. Etwas nimmt weiter wahr. Und dieses Wahrnehmende soll Eins mit Allem sein.

Der Brokkoli und das Ich

Weil jeder Mensch praktisch aus den gleichen Atomen besteht, können sich die indischen Gelehrten nicht vorstellen, dass aus diesem Atomhaufen ein »Ich« hervorgehen kann. Deshalb sagen sie, das »wahre Ich« sei das Bewusstsein, das so einen Körper bewohnt. Das Bewusstsein ist groß und unsterblich, der Körper ist insgesamt nicht so von Belang – deshalb ist es auch nicht so wichtig, wie individuell er daherkommt.

Gut zu verstehen am Beispiel Zellerneuerung. Durchschnittlich sind die Zellen eines menschlichen Körpers zehn Jahre alt. Blutzellen sind tendenziell jünger, denn einige von ihnen leben nur ein paar Stunden oder Tage. Andere wiederum sind älter, besonders die Nervenzellen. Jetzt kommt die Frage: Bin »Ich!« wirklich noch »Ich!«, wenn mein komplettes Körpermaterial innerhalb der vergangenen Dekaden ausgetauscht worden ist? Antwort der indischen Weisheit: »Nicht so wichtig!«

Nächstes Beispiel: Brokkoliverdauung. Wenn wir Brokkoli essen, wird der im Magen zerkleinert, im Darm in seine Bestandteile zerlegt, von dort aus wandern die ehemaligen Gemüseatome ins Blut, dann werden sie in die Zellen eingebaut, die gerade Bedarf anmelden. Jetzt kommt wieder die Frage: Zu wie viel Prozent bin ich ein Brokkoli? Wo endet die Existenz des grünen Gemüses, und wo beginnt die Existenz meines eigenen Körpers, wenn es sich doch letztendlich um die gleichen Atome handelt? Die zuerst Gemüse waren? Und jetzt »Ich!« sein sollen? Antwort der indischen Weisheit: Die Frage ist Unsinn. Du als Person gehst nicht aus Brokkoli hervor, sondern aus Ishvara (das ist so etwas wie »alles Wissen«). Genau wie das ganze Universum. Durch Ishvara manifestiert sich Brahman (das ist so etwas wie »das Bewusstsein« in kosmischer Dimension). Und deshalb ist alles, was von Bewusstsein durchflutet wird – ha!: Gott! Jeder Mensch ist also Gott. Der Brokkoli ebenfalls, nur hat der nicht die geistige Kapazität, das zu realisieren. Alles geht aus dem einen Ozean hervor, man nennt es auch Nondualität.

Wussten übrigens schon die christlichen Mystiker. »Deus factus sum« war ihre zentrale Erkenntnis. Ich und Gott sind eins. Ganz im Ernst: Für mich der schönste Gottesbeweis, den es gibt. Diese Vorstellung des gemeinsamen Ichs, des gemeinsamen Wissens stellt Ihr Leben sofort auf den Kopf, dann, wenn Sie es als gefühltes Bild in der Seele tragen.

Oder ist es Licht?

Apropos Seele. Ich neige dazu, mir abstrakte Begriffe wie die Seele in den Kategorien der Physik vorzustellen. Zum Beispiel als

Licht.

Mit dem Hubble-Teleskop (ab Ende 2018 soll es noch ein besseres geben: das James-Webb-Weltraumteleskop) können wir weit, weit in die Vergangenheit zurückschauen. Fast bis zum Urknall. 14 Milliarden Lichtjahre zurück. Da sehen wir also Licht, das seit 14 Milliarden Jahren zu uns unterwegs ist. Nur: Das Licht – ganz gleich, ob wir es uns als Welle oder als Teilchen vorstellen – weiß das gar nicht. Für die kleinsten Teilchen des Lichts ist zwischen vor 14 Milliarden Jahren und heute nicht eine Sekunde vergangen. Licht an sich ist zeitlos.

So stelle ich mir das ganze Weltall als unendlich feines Gerüst aus Lichtstrahlen vor. Die unvergänglich sind. Kein Altern kennen. Ständig da sind.

Und sollte unsere Seele nicht etwas Ähnliches sein? Reine Energie, so wie das Licht? Strahlen, leben, wirken können ohne jede Zeit? Einfach nur da sein? Unsterblich …

Spätestens dann können Sie fragen, ob es wirklich so viele einzelne Seelen gibt. So viele Seelen wie Menschen und Tiere. Oder ob das nicht doch vielleicht nur eine einzige große Seele ist. Wie die indischen Religionen immer behauptet haben.

Und ob Sie dann dieses eine filigrane Lichtgerüst des Weltalls, diese allumfassende Energie, diese eine Seele »Gott« nennen, bleibt Ihnen überlassen.

Der neunte Schlüssel zur Gesundheit ist für mich jedenfalls die … Verbundenheit. Bei unserem Hang zu Autonomie und Freiheit eine dramatisch unterschätzte, eine elementare Kraft.

Einsteins »Spukhafte Fernwirkung«

Das mich so Bezaubernde und mich Begeisternde an dieser Vorstellung des einen großen Ichs, des kollektiven Unterbewusstseins, ist die Tatsache, dass in der Physik Experimente gelungen sind, die wie naturwissenschaftlich bewiesene Parallelen zu dieser Vorstellung wirken.

Was Verschränkung mit Hotelpantoffeln zu tun hat

Es geht um das Phänomen der Verschränkung – und dazu kann es zwischen kleinsten Teilchen real kommen. Und zwar dann, wenn zum Beispiel Elektronen zwar an unterschiedlichen Stellen in einem Festkörper sitzen, sich aber beide im gleichen Doppelzustand befinden: Sie haben mit gleicher Wahrscheinlichkeit einen messbaren Aufwärts- oder Abwärtsspin – das ist eine quantenphysikalische Eigenschaft, die eine bestimmte Richtung auszeichnet, entweder aufwärts oder abwärts. Ob sie »up« oder »down« sind, ist vor der Messung für die Teilchen irrelevant. Sie sind theoretisch beides, solange niemand misst. Sobald aber jemand misst, zeigt sich das eine Teilchen in der Variante »up« und das andere in der Variante »down« – und zwar unabhängig davon, wie weit die Teilchen im Experiment auseinandergeschossen wurden.

Für unser Alltagsverständnis ist das eigentlich nicht ungewöhnlich. Angenommen, wir sind etwas unordentlich veranlagt und finden vor dem Bett nur den linken Schuh. Dann wissen wir automatisch, dass der andere Schuh der rechte sein muss. Im Unterschied zum verschränkten Elektron wird der Schuh aber nicht erst zum einen oder anderen, wenn wir hingucken. Er war schon vorher der eine. Oder der andere. Es sei denn, es handelt sich um einen Hotelpantoffel – das sind günstige Schuhmodelle, bei denen das rechte und das linke Exemplar gleich aussehen.

Ein solcher Einzelschuh befände sich also tatsächlich in einem »überlagerten« Zustand, in einer sogenannten Superposition – bis der Fuß für Eindeutigkeit sorgt.

Beim Elektron ist es jedenfalls anders als bei einem gewöhnlichen Paar Schuhe, vermutet man. Und man rätselt auch heute noch, wie es die verschränkten Teilchen fertigbringen, ohne Kommunikation untereinander trotzdem jederzeit zu wissen, welches Messergebnis beim anderen herauskommt. Einstein hatte das Phänomen seinerzeit als »spukhafte Fernwirkung« bezeichnet …

Zeilingers seltsame Nichtlokalität

Diese »spukhafte Fernwirkung«, also die bisher nicht eindeutig erklärbare »Kommunikation« in Überlichtgeschwindigkeit zwischen zwei Teilchen, nennt man Nichtlokalität. Zuerst 1982 in Paris bewiesen, inzwischen immer wieder in Wien von dem Professor Zeilinger. Heute verschränken sich in Experimenten auch 10^{23} Elektronen einer Probe, wenn man sie in die Nähe des quantenkritischen Punktes bringt. Dann verschränken sich benachbarte Elektronen zu Paaren, die sich wiederum mit anderen Paaren verschränken, bis ein Verschränkungsnetz entsteht. Wenn wir also ein Teilchen in Nürnberg auf den Kopf stellen, wird in Folge Hunderte von Lichtjahren entfernt im selben Moment (also nicht mit Verzögerung der Lichtgeschwindigkeit, sondern sofort!) ein anders Teilchen wackeln. Alles in diesem Universum könnte also unmittelbar miteinander verbunden sein? Wenn wir nur mit genügend vielen Dimensionen rechnen?

Überlassen wir das den amtierenden Physikern. Aller Wahrscheinlichkeit nach brauchen sie, nachdem Einsteins Entdeckungen schon 100 Jahre alt geworden sind, weitere 100 Jahre, um der rätselhaften Verschränkung und der geheimnisvollen Nichtlokalität auf die Spur zu kommen.

Fühlen wir uns in der Zwischenzeit doch einfach schon einmal … zutiefst verbunden.

Neunter Schlüssel: Verbundenheit

- Der neunte Schlüssel zur Gesundheit ist die Verbundenheit.
- Dies kann ein Gefühl der Verbundenheit zwischen Menschen bedeuten oder auch ein Gefühl der Verbundenheit mit der Natur und dem Kosmos.
- Weiter gefasst geht es um die mögliche Verbundenheit des Bewusstseins allen Lebens im gesamten Universum.
- Diese Verbundenheit lässt sich mit dem Bild des Ozean-Ichs einigermaßen anschaulich beschreiben. Sie wird detailliert in der indischen Weisheitslehre dargelegt, mit der sich schon in den 1930er Jahren der Physiker und Nobelpreisträger Erwin Schrödinger befasst hat.
- Der Schweizer Psychiater C. G. Jung hat ein ähnliches Konzept entwickelt: das kollektive Unbewusste.
- Heute lässt sich eine bisher nicht erklärbare Verbundenheit zwischen »verschränkten Atomen« messen. Und zwar unabhängig davon, in welcher Entfernung diese Atome sich voneinander befinden.
- Dies ist eine interessante Parallele zur indischen Weisheitslehre und auch zur Lehre von C. G. Jung – da aber in der Physik noch so viele Fragen offen sind, können wir im Moment diese unterschiedlichen Konzepte noch nicht einfach so »kurzschließen«. Immerhin: Die Möglichkeit besteht, dass dies in Zukunft gelingt.

Kurz gesagt: Seit 8 Monaten Gesichtsschmerzen und Nacken-/Kieferverspannungen gehabt, zwei nichtssagende Diagnosen: HWS-Syndrom, Craniomandibuläre Dysfunktion, v. a. Migräne (nicht bestätigt), atypischer Gesichtsschmerz, Fibromyalgie (man stelle sich das vor), zweimal Physio, einmal Osteopathie – alles vergebens, am Ende alle Fachärzte ratlos, und Schmerzmittel und Antidepressiva sollen es richten – »ohne mich!«, so mein Gedanke.

Da keiner der Ärzte sich dafür interessierte, dass ich umfassend Ausdauersport betreibe und dabei schon immer sehr viel Flüssigkeit verliere, begann ich Mineralstoffe und Vitamine – insbesondere Magnesium – eigenhändig zu supplementieren, und zwar nach Ihren Dosen – 1000 bis 2000 mg täglich – und siehe da: Ein achtmonatiger Dauerschmerz, starke Muskelverspannungen verschwanden. Ich kann es kaum fassen, ich bin seit Wochen schmerzfrei! Warum hat das kein Arzt in dem Zusammenhang gesehen und als Therapieempfehlung probiert? Es ist unfassbar, was man in diesem Land unter Medizin versteht – Tabletten, Tabletten, Tabletten … Keiner hört mehr zu, schaut mehr hin …

»Glück pur … und tiefe Einsicht«, News vom 19.03.2014

Diese Diskussion hat sich tatsächlich so ereignet und hat für mich persönlich den »Lerneffekt«, dass eine forever-young-Lebensweise nicht unbedingt teurer sein muss ... Zwei Personen im Supermarkt:

M: Oh Halt! Bevor ich es vergesse: Ich möchte noch Macadamianüsse kaufen. – P: Du hast doch schon Walnüsse eingeladen ... *grummel* – M: Die Macadamias sind ja auch Luxus, die Walnüsse für den Salat und die Smoothies. Ah! Da ist ja das Regal! Hmm ... Da gibt es aber nur die teuren, die so unglaublich lecker sind! Yamm ... Ok, 3,05 Euro ist schon ein stolzer Preis ... Ach, 1 Packung nehme ich trotzdem mit! – P: 3,05 Euro??!? Bist Du wahnsinnig? Die sind absolut überteuert! Also ich würde die nicht kaufen... – M: Als Süßigkeitenersatz! Wann hatten wir denn das letzte Mal Süßigkeiten? – P: Hmm ... Schon lange her. Lichtjahre! – M: Siehste, da haben wir doch jetzt schon so viel eingespart, da können wir uns doch ausnahmsweise mal die Nüsse leisten. So eine Tüte Snickers Minis, die wir früher immer gefuttert hatten, kostet ja bestimmt auch so 2,79 Euro. – P: Nee!!! Nie im Leben. Die kosten nicht so viel!! – M: Wetten doch?! – P: Worum wetten wir?? – M: Ich pack jetzt die Packung in den Einkaufswagen und wenn die Snickers Minis billiger als 2,79 sind, bringe ich die Nüsse wieder zurück ins Regal und wir kaufen keine. – P: Ok.

(Vorm Süßigkeitenregal):
P: Sch... [Postpupertärer Fluch], 3,29 Euro!! Und wir haben die Minis früher täglich inhaliert!!! – M: Ja, Wahnsinn oder? Ich hab gewonnen! Wir gesund wir jetzt leben! Cool oder?? – P: Was schätzt Du, wie viel der gesamte Einkauf kostet? – M: Hmm ... So 30 € – P: Ich schätze 32 € – M: Um was wollen wir wetten???

Mira_L., 16.05.2016 im Forum

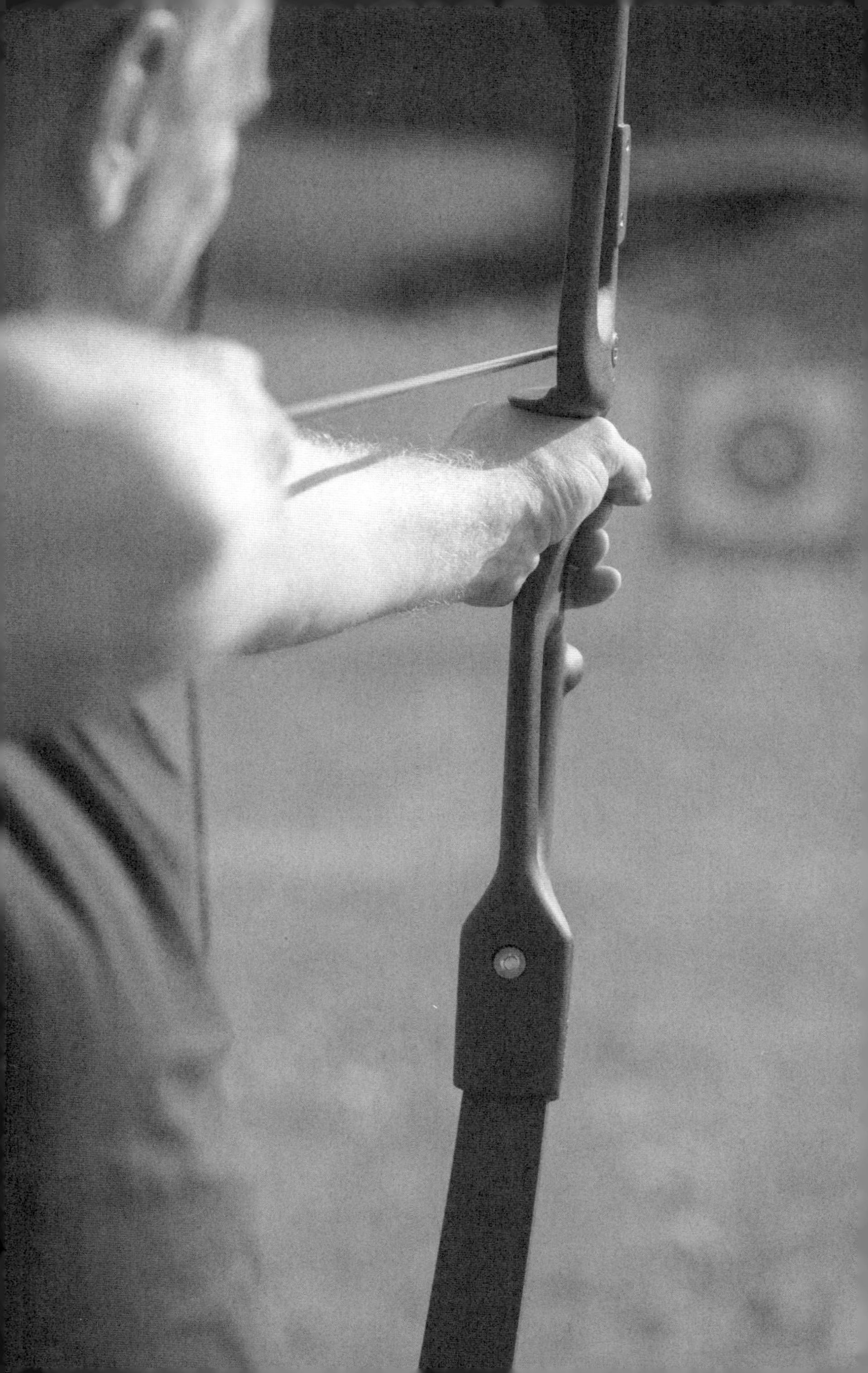

10.

Neben das Schwarze zielen

Das Glück lässt sich nicht finden, indem man direkt darauf zusteuert. Es taucht dann auf, wenn wir ein wenig danebenzielen. Mit voller Hingabe an eine selbst gestellte Lebensaufgabe können wir im Leben so viel bewegen, dass wir uns erfüllt fühlen. Nichts anderes ist Glück.

Warum wir nicht zu sehr wollen sollen

Der westliche Mensch handelt: Er denkt sich ein hehres Ziel aus, macht einen schönen Plan, rennt mit dem Kopf gegen die Wand und wundert sich. Schon im Mittelalter machten sich die hiesigen Philosophen Gedanken über den Gegenstand einer Handlung (*obiectum*). Und über die Absicht dahinter (*intentio*). Zur Zeit der Aufklärung wurde dann das Ego immer wichtiger: »Ich denke, also bin ich.« Ergänzt durch die Vorstellung: »Ich handele, also bin ich.« Da hat also kein Gott mehr seine Hände im Spiel, durch Adel und Klerus lässt man sich auch nichts mehr vorschreiben. Das moderne »Ich!« denkt und macht alles selbst.

Man liebte die Vorstellung – und liebt sie immer noch –, dass der Mensch mit seinen Handlungen (A, B, C) bestimmte Zustände in der Welt (D, E, F) garantiert zielgerichtet verändern kann. Ganz einfach: Drücke ich Hebel A, passiert D. Und so weiter. Kommt uns ganz logisch vor. Ist aber mittelalterliches, höchst mechanisches Denken.

Von Vernetzung und Komplexität keine Spur. Die Denker im Osten haben Vernetzung und Komplexität nicht so beherzt zugeschüttet, weil in ihrer Vorstellung das Zusammenspiel zwischen Welt und Bewusstsein immer eine große Rolle gespielt hat – während wir dieses Zusammenspiel im Westen seit der Aufklärung immer mehr durch das »Ich will und ich kann!« zur Seite geschoben haben. Leider haben wir uns damit auch einen wichtigen Schlüssel zur Gesundheit verschüttet. Wagen wir eine kleine Reise durch den Nahen und den Fernen Osten, um zu verstehen, warum wir weniger wollen sollten, um mit weniger Anstrengung mehr zu erreichen.

Ich nenne dieses Prinzip »Neben das Schwarze zielen«.

Arabien: Serendip

Im persischen Märchen »Die drei Prinzen aus Serendip« (das ist der alte arabische Name für das heutige Sri Lanka) finden die drei Söhne des Königs durch eine Kombination aus Zufall, Scharfsinn und Wissen Dinge heraus, nach denen sie gar nicht gesucht haben.

1754 verwendet der englische Schriftsteller Horace Walpole in Anlehnung an das Märchen den Begriff »Serendipity«, zu Deutsch »Serendipität«, was so viel bedeutet wie Finderglück, allerdings gekoppelt mit der Fähigkeit der gedanklichen Neukombination.

John Barth, ein zeitgenössischer Autor, findet eine ganz wunderbare Umschreibung für dieses sperrige Wort:

> **»Nach Serendip gelangt man nicht, indem man Kurs darauf setzt. Man läuft einfach aus und kommt unterwegs zufällig vom Weg ab.«**

Indien: Bhagavad Gita

Die indische Schrift »Bhagavad Gita« handelt von einem Krieger namens Arjuna auf einem Kampffeld. Er ist in einen Konflikt geraten mit seinem Onkel, seinen Cousins und all denen, die diesen nahestehen. Hinter Arjuna stehen seine engsten Angehörigen.

Arjuna will aber nicht kämpfen, weil er keinen Sinn in einer blutigen Auseinandersetzung sieht. Am liebsten würde er sich in einer Höhle verkriechen, meditieren, nicht handeln. In seiner Verzweiflung bittet er den Gott Krishna um einen guten Rat.

Den gibt der Gott aber nicht. Krishna erklärt Arjuna stattdessen, dass sich im Prinzip jeder Mensch klein, limitiert und sterblich fühlt. Gleichzeitig aber unsterbliches, unendliches Bewusstsein ist. Arjuna kann Krishna nicht folgen und fragt immer weiter … Ein rhetorisches Mittel dieser Schrift: Die Bhagavad Gita ist ein Dialog zwischen Arjuna und Krishna, 18 Kapitel lang, in 700 Versen verfasst.

Die hier verhandelten Themen sind umfassend: der Vorteil von Meditation, der Vorteil von ethisch korrektem Handeln, der Vorteil einer angemessenen Lebenseinstellung, mit der der Mensch alle Wendungen seines Lebens dankend annehmen und sich einfach auf den nächsten Schritt konzentrieren kann.

Arjuna jedenfalls bekommt keinen einzigen konkreten Rat. Krishna äußert sich ausschließlich zum großen Ganzen.

Kommt mir bekannt vor: Ich spreche auch lieber von »genetisch korrektem Leben« als von der Wirkung von »Klotho« (mehr dazu später).

Japan: Zen

Wieder etwas anders ist die Weisheitslehre des japanischen Zen-Buddhismus gelagert. In seinem bahnbrechenden Buch *»Zen in der Kunst des Bogenschießens«* aus dem Jahr 1948 berichtet der Heidelberger Philosoph Eugen Herrigel (1884 bis 1955) aus erster Hand von etwas seltsam erscheinenden Unterrichtsmethoden in Japan. Da müssen Schüler jahrelang fegen, bevor sie an den Bogen dürfen – weil der Meister ihre Haltung schult. Oder sie wünschen sich Unterricht im Bogenschießen, bekommen ihn aber nicht, weil sie die richtige Haltung auf anderem Wege schon verinnerlicht haben.

Die richtige Haltung, das ist im Zen-Buddhismus eine absolute Gleichgültigkeit gegenüber dem Tod. Was nicht bedeutet, dass Zen-Schüler hier eine Angst in den Griff bekommen haben. Vielmehr geht es darum, dass das Konzept »Tod« keine Rolle mehr im Denken und im Fühlen spielt. So kann der Bogenschütze mental verschmelzen mit der Zielscheibe (dem »Schwarzen«), mit dem Bogen, mit dem Gegner – und viel schneller reagieren. Die Handlungen des Feindes im Geiste antizipieren muss er nicht mehr – er weiß es intuitiv. Und seine Angst kognitiv überwinden muss er auch nicht – sie ist nicht vorhanden. Das Ego ist weg. Herrigel zitiert in seinem Buch Zenmeister Takuan:

> **»Alles also ist Leere: du selbst, das gezückte Schwert und die schwertführenden Arme. Ja, sogar der Gedanke der Leere ist nicht mehr da. Aus solcher absoluten Leere entspringt die wunderbare Entfaltung des Tuns.«**

Auf Basis dieses Mentaltrainings ist dann das Bogenschießtraining automatisch erfolgreich. Umgekehrt gilt: Wer die Haltung nicht hat, der kann am Bogen so viel üben, wie er will – er wird die Waffe niemals meisterhaft beherrschen.

China: Wu Wei

Ein chinesisches Sprichwort sagt, »dass man den Sprossen nicht beim Wachsen hilft, wenn man sie aus dem Boden zieht«. Genauso wenig kann man ein Tennisspiel gewinnen, wenn man sich verkrampft auf den Sieg fixiert. Nach chinesischer Vorstellung ist nur der erfolgreich, dem es gelingt, aus dem eigenen Ego herauszutreten und in seinem Tun komplett aufzugehen. Aber nicht so, wie es im Konzept des »Flow« gemeint ist. Es geht nicht um das willentliche Ausbalancieren von Anforderung und Können. Sondern um einen »Zustand unbewusster Ungezwungenheit, in dem man sich nicht mehr fühlt, als ob man irgendeine kognitive Anstrengung vollführt, sondern mit einer Art kultivierter Gedankenlosigkeit vollkommen in einer Tätigkeit aufgeht«.

So kann es beim Tennis sinnvoll sein, sich eine Weile auf die Bäume und auf das Licht zu konzentrieren statt auf den Sieg. Bei der Partnersuche auf einer Party kann es hilfreich ein, sich auf das schöne Gespräch in »den Gegebenheiten des Moments« zu konzentrieren statt auf die Traumpartner/in-Eroberung. Und beim Schreiben eines Blogs kann es helfen, zwischendurch ein paar Kilometer zu laufen, statt verkrampft über eine richtige Formulierung nachzudenken.

> **»Du musst die Welt sich um dich bewegen lassen, statt ihr deinen Willen aufzuzwingen.«**

Das erklärt Eward Slingerland, Professor für Asienstudien an der kanadischen University of British Vancouver. Wichtiger als der Wille aber ist in der chinesischen Weisheit mit dem schönen Namen »Wu Wei« das *Vertrauen* darin, dass die eigene innere Kraft schon den richtigen Weg finden wird. Und wichtiger als die Anstrengung ist die innere Gelassenheit und die Ungezwungenheit. Genau das löst im Gegenüber Vertrauen aus: »Eine Person in Wu Wei wirkt deshalb so attraktiv auf uns, weil sie spontan und ungezwungen agiert, und das setzen wir mit Vertrauenswürdigkeit gleich.«

Vertrauen – das ist der zehnte Schlüssel zur Gesundheit.

Frohmedizin meint den ganzen Menschen

Die moderne Universitätsmedizin hat sich darauf spezialisiert, mitten ins Schwarze zu zielen: Mit Pränataldiagnostik und künstlicher Befruchtung wird das Wunschkind ermöglicht, es werden Organe ausgetauscht, Jungbrunnenhormone gespritzt und die Verarbeitung von Zucker, Eiweiß und Fett medikamentös beschleunigt, verlangsamt, gestoppt. Und wer nicht schlafen kann, kriegt ein weißes Kügelchen.

Prof. Cornelius Borck, Direktor des Instituts für Medizingeschichte und Wissenschaftsforschung der Universität zu Lübeck, Experte für Medizinphilosophie, ist erschüttert, »wie radikal Medizin heute in die biologischen Grundtatsachen des menschlichen Lebens und damit in die Gesellschaft insgesamt eingreift«. Mit einem höchst bedenklichen Fokus: Es geht nicht um umfassende, »frohmedizinische« und individuelle Betreuung des Menschen, in dessen Zentrum der schlichte Rat steht: »Laufen Sie, meditieren Sie, essen Sie, was Ihnen guttut. Kurz: Leben Sie genetisch korrekt.« Sondern immer ums »Schwarze«: Dieser Schaden, jener Schaden soll weg. Deshalb brauchen wir hier eine Operation und da ein Mittelchen. Dieser Fokus führt direkt in eine fast manische Faktenhuberei rund um das Thema Gesundheit.

Die Antwort heißt Epigenetik

Ich zitiere aus einem Brief:

»Nur in einem Exemplar der Physiologie, nämlich in der 31. Auflage ›Physiologie des Menschen‹ von Schmidt/Lang steht es, dass Proteohormon Klotho. Sie finden es nicht in der Biochemie und in keinem anderen Physiologiebuch, erstaunlich.«

Da schrieb mir ein interessierter, intelligenter junger Mensch. Der es richtig machen will. Was fasziniert ihn an Klotho? Nun: Auf Seite 659 werden die physiologischen Einflüsse dieses Hormons beschrieben, aber vor allem: Ein Mangel an Klotho führe zu beschleunigtem Altern mit frühzeitigem Auftreten von alterstypischen Störungen, wie zum Beispiel Verkalkung von Arterien und so weiter. Umgekehrt verlängere gesteigerte Bildung von Klotho das Leben von Mäusen um etwa 30 Prozent.

Ja, ja: Der Mangel an Klotho ist schuld. Wenn wir vorzeitig altern und sterben. Und nun möchte der junge Mann über Klotho und alles damit Zusammenhängende von mir aufgeklärt werden. Was glauben Sie, was ich geantwortet habe? Na, lesen Sie einfach mit:

»Typisch Mensch. Der verirrt sich ständig in seiner wirren, irren Gedankenwelt. Wir suchen, suchen und suchen … und sehen gar nicht, dass wir die Wahrheit vor uns haben. Die Wahrheit sind die Rehe. Die leben ihre volle Lebensspanne. Der Mensch dagegen hat Angst um vorzeitiges Sterben, um Verkalkung von Arterien, um Krebs. Rehe brauchen kein Wissen über das Klotho-Hormon.

Typische Verzettelung. Sie werden sehr, sehr viele Gene finden, zunehmend von ihnen in den nächsten Jahren lesen, die alle auf das Altern bezogen werden. Was für ein Unfug. Denn was nützt Ihnen das Wissen, der Name von diesen Genen? Können Sie in der Apotheke Gene kaufen? Bitte 100 g? Darf's ein bisschen mehr sein?

Der Ausweg ist die Epigenetik. Also das, was die Evolution seit Millionen von Jahren vormacht: Gene werden zurechtgebogen durch die Lebensweise. Wer also viel herumsitzt und sich den Bauch bis zum Platzen vollschlägt, stirbt eben früher. Natürlich könnte man jetzt die entsprechenden kaputtgemachten Gene suchen und finden. Doch wozu? Dieser Mensch, er stirbt immer noch früher.

Wer sich benimmt wie ein Reh, lebt eben länger. Wer läuft, genetisch korrekt isst und immer wieder entspannt (gucken Sie sich mal meine Rehe beim Widerkäuen an), lebt länger. Natürlich kann man das an einzelnen Genen, wie dem Klotho, beweisen. Aber … wie überflüssig!
Leben Sie einfach … richtig! Das Schöne an dem Satz ist: Wir wissen präzise, was richtig heißt.«

Zurück zur »Lustigkeit des Geistes«

Leben wir genetisch korrekt. Das meine ich mit »neben das Schwarze zielen«. Denn mit genetisch korrektem Leben werden wir an Stellen gesund, die wir gar nicht im Blick hatten:

- Wir nehmen Omega 3 fürs Herz – und plötzlich sehen wir besser.
- Wir streichen die Kohlenhydrate – und die Rückenschmerzen verabschieden sich mitsamt aller damit verbundenen Entzündungen.
- Wir fangen an zu laufen – und dann verabschiedet sich der Diabetes. Oder die Allergie. Sogar die Depression.

Das sind allesamt keine Wunder. Das sind molekularmedizinisch erklärbare Effekte. Das passiert, wenn wir die Schlüssel zur Gesundheit finden. Und die Tür zur Gesundheit aufstoßen.

Fragt sich nur: Was ist denn eigentlich Gesundheit? Da bekommen wir ganz unterschiedliche Antworten. Für den Fitnessfreak ist es das Coverfoto der Zeitschrift »Men's Health«. Für die figurbewusste junge Frau ist es eine bestimmte Zahl auf der Waage. Für den Athleten ist es eine bestimmte Performance beim Wettkampf. Für jemanden, der die Gesetze der Gravitation und der Schwerkraft schon einmal mit dem Rennrad ausgelotet hat, ist es ein simpler Wunsch: keine Schmerzen mehr.

Und was sagt die Medizin dazu? Cornelius Borck meint: gar nichts! Und das sei ein Problem. »Der heutige Exzess von Fitnessprogrammen, Spezialdiäten und Trainingsansätzen« weist seiner Meinung nach darauf hin, »dass der modernen Diätetik durch ihre Verkopplung mit der medizinischen Krankheitslehre ein inhaltlich gefasstes Konzept von Gesundheit als unabhängiges Zentrum abhandengekommen ist«.

Die Medizin weiß also nicht, was Gesundheit heute noch sein kann, sein soll. Es entsteht ein Vakuum rund um die Frage nach dem guten Leben. Und weil sich ein Vakuum immer mit dem füllt, was so dünn ist, dass es besonders schnell durch die Ritzen passt, passiert Folgendes: »Wo ein solches Konzept fehlt, das als regulative Idee wirksam werden könnte, treten an deren Stelle die allgemeinen Imperative der Leistungssteigerung und die jeweils aktuellen gesellschaftlichen Körperideale.«

Da haben wir es also: das Sixpackfoto auf der Fitnesszeitung. So attraktiv das ausschauen mag: Das ist ein bisschen viel Oberfläche mit ein bisschen sehr wenig darunter.

Gesundheit heißt leben!

Was also kann unser Maßstab sein? Es lohnt sich, an dieser Stelle bei Nietzsche nachzublättern. Der sich genau zu dieser Frage sehr präzise geäußert hat: »Der Maßstab bleibt die Efflorescenz des Leibes, die Sprungkraft, Muth und Lustigkeit des Geistes (…) Das, woran die zarteren Menschen zu Grunde gehen würden, gehört zu den Stimulanz-Mitteln der großen Gesundheit.«

Hört, hört. Es geht um Leib und Geist. Besonders aber um die

»Sprungkraft, Muth und Lustigkeit des Geistes«.

Auch für mich der wichtigste Aspekt der Gesundheit:

Begeisterung.

Nicht nur für die ersehnte persönliche Bestzeit (der Drei-Stunden-Marathon), auch nicht nur für erwünschte Zustände zwischen Scheitel und Sohle (keine Schmerzen), sondern für das Große. Das Ganze. Das Leben insgesamt.

Wir sind Sternenstaub

Denn ganz gleich, ob bei der Entstehung unseres Lebens ein Gott am Werke war oder auch nicht, ist die Idee ergreifend, dass wir letztendlich alle aus Sternenstaub geboren sind.

Woraus auch sonst? Wie schon eingangs ausführlich erläutert, entstand zunächst Wasserstoff. Unter dem riesigen Druck und in den aberwitzigen Temperaturen der frühesten Zeit unseres Universums ballten sich dann immer mehr Elementarteilchen zusammen: zu kleinen Atomen, dann zu immer größeren, schwereren Atomen, zu Materie, zu Gaswolken, zu Brocken, die immer wieder munter miteinander kollidierten und nach und nach zu immer größeren Brocken verklumpten – bis sich unter vielen anderen Sternen und Planeten unsere bizarre, unsere blaugrün-gelbe, unsere schöne Erde geformt hatte.

»Unzählige zusammengebaute Atome vereinigten sich zu einem Planeten, und ein seltsames Ungleichgewicht namens Leben fegte eine Untergruppe dieser Atome in unserem sterblichen Ich zusammen. Wir alle sind geballter Sternenstaub«, schreibt Kevin Kelly, Korrespondent von »Wired«, eigentlich wohl aber Poet.

Wobei es ziemlich unwahrscheinlich ist, dass sich überhaupt eine DNA entwickelt hat und der Mensch und alles Leben auf dem Planeten Erde zu dem geworden ist, was heute ist. Und wir, der geballte Sternenstaub, nachdem wir Millionen von Jahren zu Fuß über den Erdball spaziert sind, jetzt Ausschau halten nach anderen Planeten (den Mars?), auf denen wir weiterwandern und Tomaten pflanzen könnten (auf dem Mars geht's wahrscheinlich)!

Erstaunlich: Alles, was ist, wurde in Sternen geboren. Und alles, was in uns ist, existiert schon seit dem Urknall.

Ein Wunder? Eine Gnade? Wie auch immer: Machen wir doch das Beste daraus. Wo wir nun schon einmal da sind.

Leben wir! Gesund!

Zehnter Schlüssel: Vertrauen

- Vertrauen ist der zehnte Schlüssel zu unserer Gesundheit.
- Gemeint ist das Vertrauen in die eigenen Kräfte, die eigene Intuition. Ganz unabhängig von gängigen Meinungen. Und befreit vom Korsett der eigenen egozentrischen, kurzfristig und mit Gewalt zum Erfolg strebenden Ratio.
- Daneben spielt das Vertrauen eine Rolle, das wir selbst von unserem Gegenüber bekommen, wenn wir uns einlassen auf das Leben mit seinen besonderen Momenten – statt alles mit Willen und Verstand steuern zu wollen.
- Vertrauen meint auch, dass wir sicher sein können, auf unseren Umwegen zum Ziel das zu finden, was wir eigentlich gesucht haben.
- Weisheitslehren aus Arabien, Indien, Japan und China zielen allesamt auf dieses Paradoxon.
- In der Medizin finden wir ein ähnliches Phänomen: Das Wunder der Heilung erleben wir nicht, wenn wir uns auf die Krankheit konzentrieren. Sondern darauf, im Einklang mit den Bedürfnissen unseres Geistes und unseres Körpers zu leben.
- Das heißt »genetisch korrekt« – aber nicht mit dem Fokus auf das orthodoxe Einhalten bestimmter Regeln. Sondern mit dem Fokus auf das, was wirklich wichtig ist in unserem Leben: Begeisterung. Für das Leben.

Ja, gut, wir können zum Mond fliegen. Nur was hab ICH jetzt konkret davon, wenn mich grad die Bandscheibe zwickt, weil ich schon wieder gegen meine Natur verstoßen habe, indem ich nur blöd vorm Computer sitze, anstatt zu tun, was jeder Neandertaler ohne nachzudenken (und zwangsläufig) getan hat? Nix hab ich davon!

Günther S., 09.07.2016 im Forum

Was für dich Lebensqualität ist, definierst einzig und allein du für dich. Das muss sich auch nicht zwangsläufig mit den Ansichten deines Umfeldes decken. Du definierst dir deine Ziele und bestimmst deinen Weg dahin. Insoweit alles gut.

Thorsten St., 08.07.2016 im Forum

Mit knapp 50 Jahren und 90 Kilogramm begann ich, aktiv an meinem Wohlbefinden zu arbeiten. Nach zwei Monaten stellte ich die Nordic-Walking-Stöcke in die Ecke, kaufte mir ein paar Laufschuhe und lief los, vier- bis fünfmal pro Woche fünf Kilometer. Die Kondition verbesserte sich ständig, das Gewicht und der Geldbeutel nahmen ab (die Klamotten wurden alle zu groß). Ende des Jahres … lief ich einen Halbmarathon direkt bei mir vor der Tür: 1:52 h – und die ganze Zeit nur Spaß gehabt!
Mein aktuelles Gewicht 70 Kilogramm, Körperfett unter 14 %. Nächstes Ziel Jubiläumsmarathon in Hannover. Ach so, habe ich vergessen zu erzählen, aber Sie haben es sicher schon gemerkt: Mein Psychiater hat mich als geheilt schon im März entlassen. Der Burnout ist weg.«

»Burnout besiegt«, News vom 07.07.2014

Literatur

Adhikari K, et al. A genome-wide association scan in admixed Latin Americans identifies loci influencing facial and scalp hair features. *Nature Communications.* 2016;7:10815. DOI: 10.1038/ncomms10815.

Bechara A, Damasio H, Tranel D. Deciding Advantageously Before Knowing the Advantageous Strategy. *Science.* 1997;275:1293–1295.

Becker S, Thoma I, Deutsch A, Gehrke T, Mayer P, Zipse H, Carell T. A high-yielding, strictly regioselective prebiotic purine nucleoside formation pathway. *Science.* 2016;352(6287):833–836. DOI: 10.1126/science.aad2808.

Blech J. Psychopille und Pausenbrot. *Der Spiegel.* 24.06.2013;

Online unter: http://www.spiegel.de/spiegel/print/d-99311928.html (letzter Zugriff am 15.06.2016).

Blome H-J, Zaun H. *Der Urknall: Anfang und Zukunft des Universums.* 3. aktualisierte Auflage. München: C.H. Beck; 2015.

Borck C. *Medizinphilosophie zur Einführung.* Hamburg: Junius Verlag; 2016.

Bruunsgaard H, Pedersen BK. Effects of exercise on the immune system in the elderly population. *Immunology and Cell Biology.* 2000; 78: 523–531. DOI: 10.1111/j.1440-1711.2000.t01-14-.x.

Cahn BR, Delorme A, Polich J. Event-related delta, theta, alpha and gamma correlates to auditory oddball processing during Vipassana meditation. *Social Cognitive and Affective Neuroscience.* 2013;8(1):100–111. DOI: 10.1093/scan/nss060.

Catoire M, Meninsk M, Boekschoten MV, Hangelbroek R, Müller M, Schrauwen P, Sander K. Pronounced Effects of Acute Endurance Exercise on Gene Expression in Resting and Exercising Human Skeletal Muscle. *PLOS ONE.* 2012;7(11):e51066. DOI: 10.1371/journal.pone.0051066.

Castelli WP, Anderson K, Wilson PW, Levy D. Lipids and risk of coronary heart disease. The Framingham Study. *Annals of Epidemiology.* 1992;2(1–2):23–28.

Chilton WL, Marques FZ, West J, Kannourakis G, Berzins SP, O'Brien BJ, Charchar FJ. Acute exercise leads to regulation of telomere-associated genes and microRNA expression in immune cells. *PLOS ONE.* 2014 Apr 21;9(4):e92088. DOI: 10.1371/journal.pone.0092088.

Choi S-W, Tammen SA, Liu Z, Simonetta F. A lifelong exposure to a Western-style diet, but not aging, alters global DNA methylation in mouse colon. *Nutrition Research and Practice.* 2015;9(4):358–363. DOI: 10.4162/nrp.2015.9.4.358.

Czepel R. Das Leben, das Bewusstsein und der ganze Rest. *Der Standard.* 08.06.2016; Online unter http:///derstandard.at/2000038388496-626/Das-Leben-das-Bewusstsein-und-der-ganze-Rest?ref=rss (letzter Zugriff 23.06.2016).

Diebal AR, Gregory R, Alitz C, Gerber JP. Forefoot Running Improves Pain and Disability Associated with Chronic Exertional Compartment Syndrome. *The American Journal of Sports Medicine.* 2012;40(5):1060–1067. DOI: 10.1177/0363546512439182.

Dobos G, Paul A (Hrsg.). *Mind-Body-Medizin. Die moderne Ordnungstherapie in Theorie und Praxis.* München: Urban und Fischer; 2011.

Dolgien E. Die raffinierte Bauweise der RNA. *Spektrum.de.* 14.08.2015; Online unter: http:///www.spektrum.de/news/die-raffinierte-bauweise-der-rna/1360313 (letzter Zugriff am 10.06.2016).

Dönges J. Die erste Tomatenernte vom Marsboden. *Spektrum.de.* 9.3.2016; Online unter http://www.spektrum.de/news/die-erste-tomatenernte-vom-marsboden/1402660 (letzter Zugriff am 10.06.2016).

Elliott KH, Hare JF, Le Vaillant M, Gaston AJ, Ropert-Coudert Y, Anderson WG. Ageing gracefully: physiology but not behaviour declines with age in a diving seabird. *Functional Ecology.* 2015;29(2):219–228.
DOI: 10.1111/1365-2435.12316..

Endt C. Bausteine des Lebens auf Komet Tschuri. *Süddeutsche Zeitung.* 30.05.2016; Online unter: http:///www.sueddeutsche.de/wissen/astronomie-bausteinedes-lebensauf-komet-tschuri-1.3008438 (letzter Zugriff am 12.07.2016).

Farzaneh-Far R, Lin J, Epel ES, Harris WS, Blackburn EH, Whooley MA. Association of Marine Omega-3 Fatty Acid Levels with Telomeric Aging in Patients With Coronary Heart Disease. *JAMA The Journal of the American Medical Association.* 2010;303(3):250–257.
DOI: 10.1001/jama.2009.2008.

Fischer EP. *Wie der Mensch seine Welt neu erschaffen hat.* Berlin, Heidelberg: Springer-Verlag; 2013.

Fischer EP. *Warum Spinat nur Popeye stark macht: Mythen und Legenden in der modernen Wissenschaft.* München: Pantheon Verlag; 2011.

Gebo DL. Plantigrady and Foot Adaptation in African Apes: Implications for Hominid Orgins. *American Journal of Physical Anthropology.* 1992;89(1):29–58.
DOI: 10.1002/ajpa.1330890105.

Gerstein MB, Bruce C, Rozowsky JS, Zheng D, Du J, Korbel JO, Emanuelsson O, Zhang ZD, Weissman S, Snyder M. What is a gene, post-ENCODE? History and updated definition. *Genome Research.* 2007;17(6):669–681.
DOI: 10.1101/gr.6339607.

Godfrey RJ, Madgwick Z, Whyte GP. The Exercise-Induced Growth Hormone Response in Athletes. *Sports Medicine (Aukland, N.Z.).* 2003;33(8):599–613.

Gopnik A. Der zeitliche Ablauf der Entwicklung als Erklärung für die Qualen der Pubertät. In: Brockmann J (Hg.). *Wie funktioniert die Welt? Die führenden Wissenschaftler unserer Zeit stellen die brillantesten Theorien vor.* Frankfurt am Main: Fischer; 2014:411–415.

Herrigel E. *Zen in der Kunst des Bogenschießens.* München: O.W. Barth; 2010.

Jackson KC, Gidlund EK, Norrbom J, Valencia AP, Thomson DM, Schuh RA, Neufer PD, Spangenburg EE. BRCA1 is a Novel Regulator of Metabolic Function in Skeletal Muscle. *The Journal of Lipid Research.* 2014;55(4):668–680.
DOI: 10.1194/jlr.M043851.

Jiménez F. Essen, wenn der Hunger nagt, ist die beste Diät. *Die Welt.* 11.03.2012; Online unter http:///www.welt.de/gesundheit/article13912456/Essen-wenn-der-Hunger-nagt-ist-die-beste-Diaet.html (letzter Zugriff am 02.06.2016).

Johnson S. *Wo gute Ideen herkommen: Eine kurze Geschichte der Innovation.* Bad Vilbel: Scoventa Verlag; 2013.

Kelly K. Wir sind Sternenstaub. In: Brockman J. *Wie funktioniert die Welt?: Die führenden Wissenschaftler unserer Zeit stellen die brillantesten Theorien vor.* Frankfurt am Main: Fischer Verlag; 2014:506.

Kempermann G. Die Lebensweise prägt das Gehirn – Interview. *Der Spiegel.* 2013;20:107.

Kiecolt-Glaser JK, Epel ES, Belury MA, Andridge R, Lin J, Glaser R, Malarkey WB, Hwang BS, Blackburn E. Omega-3 Fatty Acids, Oxidative Stress, and Leukocyte Telomere Length: A Randomized Controlled Trial. *Brain, Behavior, and Immunity.* 2013;28: 16–24.
DOI: 10.1016/j.bbi.2012.09.004.

Knapik JJ, Trone DW, Swedler DI, Villasenor A, Bullock SH, Schmied E, Bockelman T, Han P, Jones BH. Injury reduction effectiveness of assigning running shoes based on plantar shape in Marine Corps basic training. *The American Journal of Sports Medicine.* 2010;38(9):1759–1767. DOI: 10.1177/0363546510369548.

Krause C. *Mit dem Glauben Berge versetzen?: Psychologische Erkenntnise zur Spiritualität.* Berlin, Heidelberg: Springer Verlag; 2015.

Lecomte VJ, Sorci G, Cornet S, Jaeger A, Faivre B, Arnoux E, Gaillard M, Trouvé C, Besson D, Chastel O, Weimerskirch H. Patterns of aging in the long-lived wandering albatross. *Proceedings of the National Academy of Sciences PNAS.* 2010;107(14):6370–6375. DOI: 10.1073/pnas.0911181107.

Lemke T. Gen. In: Bröckling U, Krasmann S, Lemke T. *Glossar der Gegenwart.* Frankfurt am Main: Suhrkamp; 2004:89–96.

Li-Tempel T, Larra MF, Sandt E, Mériaux SB, Schote AB, Schächinger H, Muller CP, Turner JD. The cardiovascular and hypothalamus-pituitary-adrenal axis response to stress is controlled by glucocorticoid receptor sequence variants and promoter methylation. *Clinical Epigenetics.* 2016;8:12. DOI: 10.1186/s13148-016-0180-y.

Lyman B. The Nutritional Values and Food Group Characteristics of Foods Preferred During Various Emotions. *The Journal of Psychology. Interdisciplinary and Applied.* 1982;112(1):121–127. DOI: 10.1080/00223980.1982.9923544.

Macht M. Characteristics of Eating in Anger, Fear, Sadness and Joy. *Appetite.* 1999;33(1):129–139. DOI:10.1006/appe.1999.0236.

Macht M. How emotions affect eating: a five-way model. *Appetite.* 2008;50(1):1–11. DOI: 10.1016/j.appet.2007.07.002.

McKee AC, Daneshvar DH, Alvarez VE, Stein TD. The neuropathology of sport. *Acta Neuropathologica.* 2014;127(1):29–51. DOI: 10.1007/s00401-013-1230-6.

McKune AJ, Smith LL, Semple SJ, Wadee AA. Influence of ultra-endurance exercise on immunoglobulin isotypes and subclasses. *British Journal of Sports Medicine.* 2005;39(9):665–670. DOI: 10.1136/bjsm.2004.017194.

Metzinger T. Essay in der Reihe »Ich: Das grenzenlose Selbst« im Rahmen der Ausstellung ICH. Schirn Kunsthalle Frankfurt am Main. 15.05.2016; Online unter http://www.schirn.de/magazin/kontext/philosophie_thomas_metzinger_ich_essay/ (letzter Zugriff am 01.07.2016).

Moe B, Angelier F, Bech C, Chastel O. Is basal metabolic rate influenced by age in a long-lived seabird, the snow petrel? *The Journal of Experimental Biology.* 2007;210:3407–3414. DOI: 10.1242/jeb.005090.

Oppezzo M, Schwartz DL. Give Your Ideas Some Legs: The Positive Effect of Walking on Creative Thinking. *Journal of Experimental Psychology: Learning, Memory, and Cognition.* 2014;40(4):1142–1152. DOI: 10.1037/a0036577.

Ornish D. It's time to embrace lifestyle medicine. *Time.* 2015; 185 (6–7):97

Ornish D, Weidner G, Fair WR et al. Intensive lifestyle changes may affect the progression of prostate cancer. *The Journal of Urology.* 2005;174 (3):1065–1069; discussion 1069–1070. DOI: 10.1097/01.ju.0000169487.49018.73.

Pearson H. Genetics: What is a gene? *Nature.* 2006;441(7092):398–401. DOI: 10.1038/441398a.

Pourhasan R, Afshordi N, Mann RB. Out of the White Hole: A Holographic Origin of the Big Bang. *Journal of Cosmology and Astroparticle Physics.* 2014;JCAP04(2014)005:1–18. DOI: 10.1088/1475-7516/2014/04/005.

Reuter M. Ist Burnout erblich? *Spektrum.de.* 07.04.2016; Online unter www.spektrum.de/news/stress-genetik-und-epigenetik-von-burnout/1406633 (letzter Zugriff 01.07.2016).

Sachdev S. Stringtheorie für Festkörper. *Spektrum der Wissenschaft.* 2016;2:34–41.

Safranski R. *Wieviel Globalisierung verträgt der Mensch?* Frankfurt am Main: Fischer; 2004

Sanna, LJ, Chang EC, Miceli PM, Lundberg KB. Rising Up to Higher Virtues: Experiencing Elevated Physical Height Uplifts. *Prosocial Actions Journal of Experimental Social Psychology.* 2011;47(2):472–476. DOI: 10.1016/j.jesp.2010.12.013.

Schmidt S. Die meisten Mitarbeiter spielen nur Arbeit. *Süddeutsche Zeitung.* 8.4.2014; Online unter http:///www.sueddeutsche.de/karriere/job-die-meisten-mitarbeiter-spielen-nur-arbeit-1.2938177 (letzter Zugriff am 24.06.2016).

Schubert C (Hrsg.). *Psychoneuroimmunologie und Psychotherapie.* Stuttgart: Schattauer; 2015.

Schubert TW. Your highness. Vertical positions as perceptual symbols of power. *Journal of Personality and Social Psychology.* 2005;89(1):1–21.

Schweinberger J. Somatische Intelligenz: Die beste Ernährung ist die, auf die man Lust hat. Interview mit Thomas Frankenbach. *Spiegel online.* 19.04.2014; Online unter http:///www.spiegel.de/gesundheit/ernaehrung/diaet-muss-nicht-sein-bei-der-ernaehrung-auf-den-koerper-hoeren-a-997516.html (letzter Zugriff am 29.06.2016).

Schrödinger E. *Mein Leben, meine Weltansicht.* München: dtv; 2006.

Scriba, CJ (Hrsg.). *Max Planck – Wissenschaftliche Selbstbiographie.* Halle/Saale: Deutsche Akademie der Naturforscher Leopoldina; 1990.

Sieroka N. Phänomenale Zeit, Leid und Leidvermeidung. *Zeitschrift für Philosophische Forschung.* 2016;70(1):47–73.

Slingerland E. Im Nichtbemühen liegt der Erfolg. *Psychologie heute compact.* 2016;45:84–87.

Sturm RA, Frudakis TN. Eye colour: portals into pigmentation genes and ancestry. *Trends in Genetics.* 2004;20(8):327–332. DOI: 10.1016/j.tig.2004.06.010.

Tong D. Machen Quanten Sprünge? *Spektrum.de.* 13.03.2014; Online unter http://www.spektrum.de/news/machen-quanten-spruenge/1254827 (letzter Zugriff am 03.06.2016).

Weizsäcker CF von. *Aufbau der Physik.* München, Wien: Carl Hanser; 1985.

Wen CP, et al. Minimum amount of physical activity for reduced mortality and extended life expectancy: a prospective cohort study. *Lancet.* 2011;378(9798):1244–1253.
DOI: 10.1016/S0140-6736(11)60749-6.

Werner J. *Tagesrationen. Ein Alphabet des Lebens.* Frankfurt am Main: Tertium Datur; 2014.

Young RC, Kitaysky AS, Haussmann MF, Descamps S, Orben RA, Elliott KH, Gaston AJ. Age, Sex, and Telomere Dynamics in a Long-Lived Seabird with Male-Biased Parental Care. *PLOS ONE.* 2013;8(9):e74931.
DOI: 10.1371/annotation/d852525a-e5bc-452b-ae57-5dc2c39fed68.

Register